零基础学
瑜伽

田欣 王莉 刘英杰◎主编

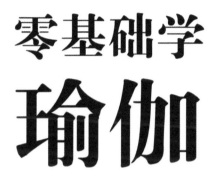

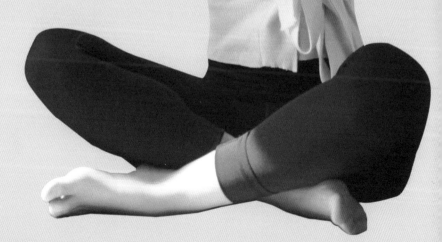

中国轻工业出版社

图书在版编目（CIP）数据

零基础学瑜伽 / 田欣，王莉，刘英杰主编 . — 北京：
中国轻工业出版社，2023.4

ISBN 978-7-5184-4372-7

Ⅰ.①零… Ⅱ.①田… ②王… ③刘… Ⅲ.①瑜伽—
基本知识 Ⅳ.① R161.1

中国国家版本馆 CIP 数据核字（2023）第 024792 号

责任编辑：巴丽华　　　　　责任终审：高惠京　　　整体设计：有　森
策划编辑：翟　燕　巴丽华　责任校对：宋绿叶　　　责任监印：张京华

出版发行：中国轻工业出版社（北京东长安街 6 号，邮编：100740）
印　　刷：北京博海升彩色印刷有限公司
经　　销：各地新华书店
版　　次：2023 年 4 月第 1 版第 1 次印刷
开　　本：710×1000　1/16　印张：11.5
字　　数：200 千字
书　　号：ISBN978-7-5184-4372-7　定价：68.00 元
邮购电话：010-65241695
发行电话：010-85119835　传真：85113293
网　　址：http://www.chlip.com.cn
Email：club@chlip.com.cn
如发现图书残缺请与我社邮购联系调换
221447S6X101ZBW

▶ 序

练起来，让生活更健康、美好

作为一名瑜伽老师，每天练习瑜伽已成为我的习惯，它带给我优美的体形、良好的睡眠、舒缓的情绪……让我更好地保持年轻状态，我特别希望能够将自己的所学所悟分享给大家。

本书包含了练习瑜伽的益处、练习提示、辅具介绍、经典体式、主题运动、练习心得等内容，全面介绍了练习瑜伽遇到的常见问题，非常适合零基础的瑜伽练习者。

书中挑选了近百个优质的、适合作为基础练习的瑜伽体式，其中涵盖了身体柔韧、力量、平衡、倒立、扭转等几大类运动形式，满足了身体所有部位的不同形式的练习。每个体式都有详细的名称、呼吸、做法、功效等文字介绍，而且还附有真实的练习图片参考，可以更直观地认识体式。不仅如此，每个体式还有高清的视频演示以及音频引导，可以还原真实的教学场景。你可以通过喜欢的方式来解锁每一个体式，相信它会让你的瑜伽练习更轻松愉悦！

很高兴你也选择了瑜伽，相信你的生活也将因此更加健康、美好……

编 者

2023 年 2 月 18 日

▶ 导读

1. 经典体式

本书介绍了近百个瑜伽经典体式，并按照体式的不同预备动作归纳出了五大类别，分别是：站立体式、跪坐体式、坐立体式、俯卧体式、仰卧体式。还分别将每个类别的体式按照从易到难进行了排列。

2. 关于练习

书中详细介绍了每个体式的特点、呼吸方式、体式流程、动作调整等，简洁清晰的引导词配合上对应的图片，会让你对每个体式的练习益处、注意事项有更直观了解。同时，每个体式我们都配有专业的跟练音频、视频，会让你的练习更加简单与精准。

3. 主题练习

书籍的最后贴心地为大家准备了瑜伽主题运动处方，处方根据大多数人的需求，系统地编排了瑜伽体式，这样大家既可以按照体式的介绍，单个进行练习，也可以按照主题处方系统完整地进行练习，当大家对本书中的体式有了足够的熟悉度，还可以尝试自己编排体式串联在一起练习。

4. 辅助工具

为了练习的舒适度，本书中的部分体式，配合使用了一些常用的瑜伽辅助工具，分别是瑜伽砖、瑜伽毛毯、瑜伽伸展带，准备长期规律练习的朋友，也可以准备一下这些辅助工具，在书本的前面有关于这些瑜伽辅助工具的详细介绍，以供大家参考。

5. 练习心态

瑜伽的练习与进步，是一个水滴石穿的积累之路。希望大家在练习瑜伽的路上，有一个正确的练习心态，不急于求成，遵守安全练习的原则，根据自身的身体情况，循序渐进地深入练习，自然而然的进步。最后，祝福每一个瑜伽练习者都可以从瑜伽的练习中收获更轻松愉悦的心情。

6. 视频课程

为了方便读者，每个瑜伽体式，配有视频课程，扫描观看。

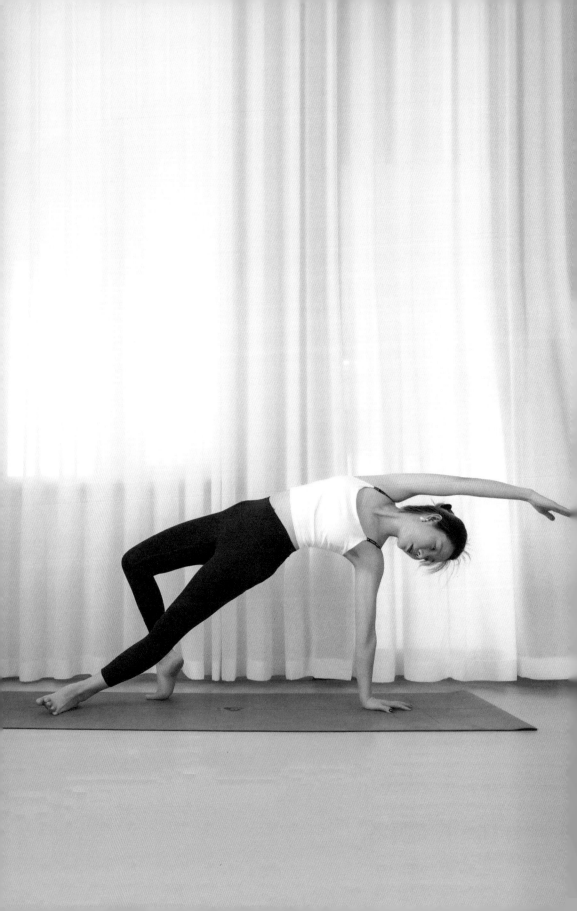

目 录
CONTENTS

▶ **第四章　瑜伽练习心得**

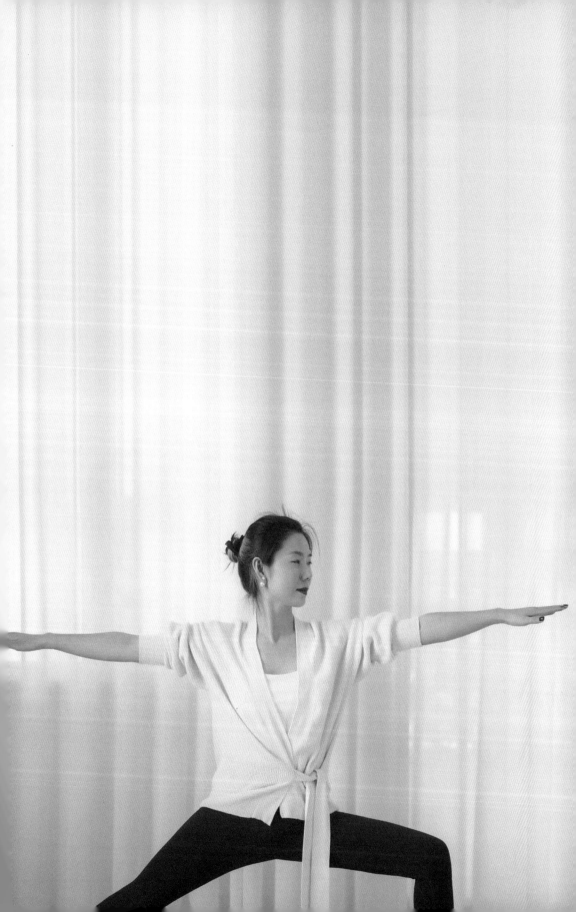

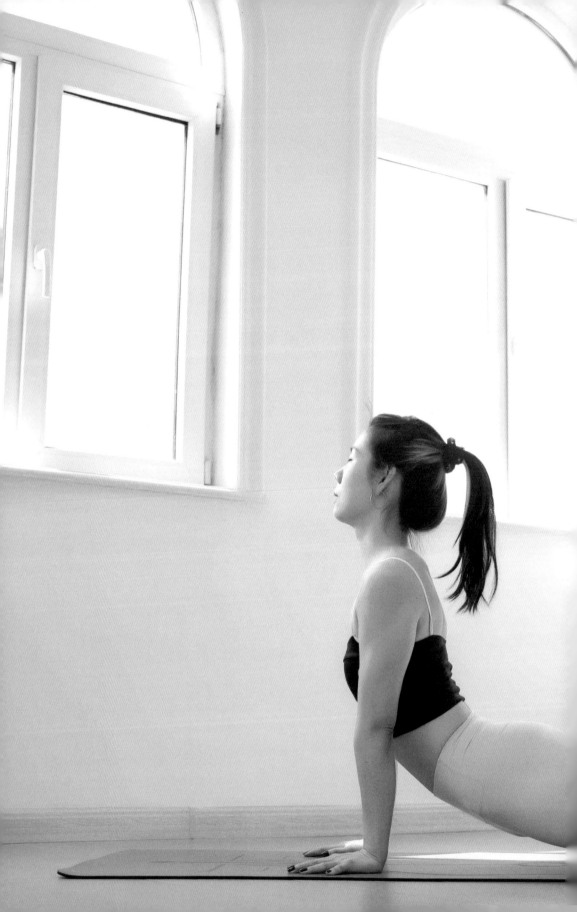

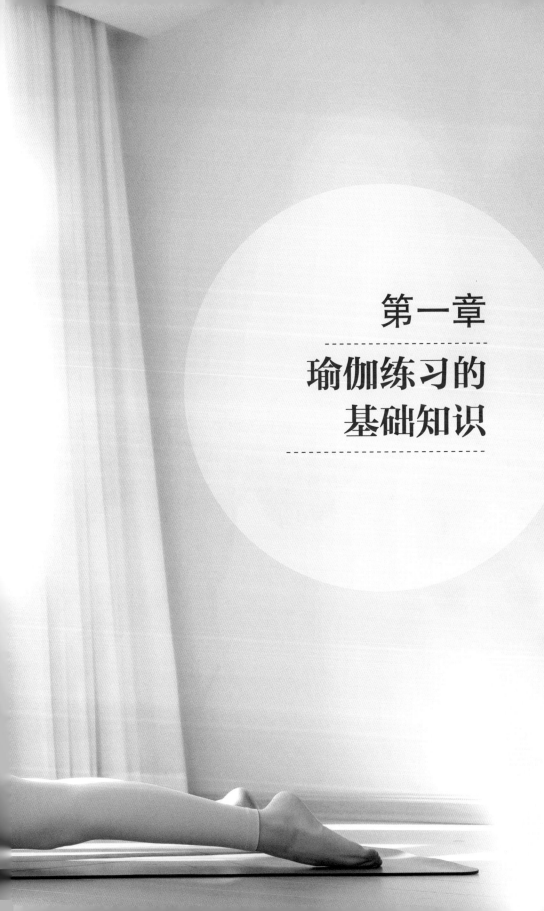

第一章

瑜伽练习的
基础知识

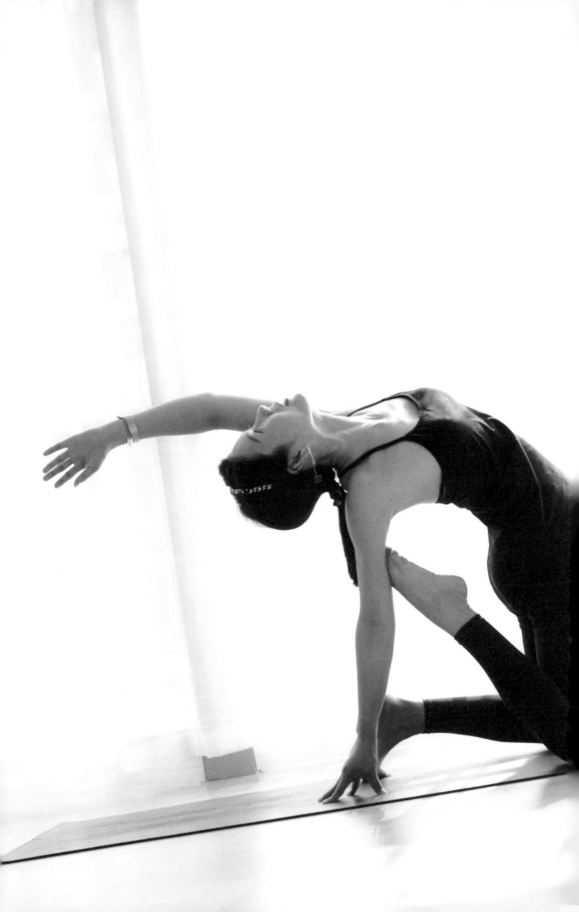

第一节　练习瑜伽好处多

　　快节奏生活和高压工作环境下，身体也发生着微妙的变化：紧张、乏力、僵硬、疼痛、情绪化……逐步侵蚀着人们的身体。所以，要给自己一点时间，认真对待和保养人体这个高精密的"仪器"。俗话说：生命在于运动！开始瑜伽吧，不仅可以锻炼身体，改善身体亚健康状态，还可以修身养性、静心减压、陶冶情操。

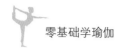

1. 增加身体柔韧度和关节灵活度

柔韧性与我们的日常生活息息相关，不论是下蹲、上举，还是行走、跑跳都受柔韧性的影响。老话说"筋长一寸、延寿十年"就是强调了柔韧性的重要性。瑜伽中 99% 的体式都是针对身体肌肉拉伸和关节伸展来练习的，可以有效地提高运动水平及减少损伤，让身体各个部位充分伸展，增加身体灵活性，因此，瑜伽被赋予了"柔韧性"的标签。

2. 有效改善肌肉僵硬带来的肌肉酸痛

长时间的伏案工作、大量运动后都可能引起肌肉的酸痛，常见的有：跑步后腿部酸痛，久坐后的腰背僵硬，甚至睡觉也会引起身体局部的酸痛。解决这些酸痛及僵硬的方法可以是按摩、休息、调理等，这些方式都会受条件所限，唯有主动拉伸是随时随地就可以进行的，不仅可以即刻促进血液循环，还可以加速乳酸排泄速度。因此很多人会选择运动前后用瑜伽的方式来进行拉伸。

3. 矫正不良体态，提升整体气质

越来越多的人开始关注体态，有人认为，体态是人的第二张"脸"，不良的体态会给人一种无精打采、有气无力的感觉，例如：耸肩、高低肩、探头、含胸、弓背等，这些体态会非常影响自己的气质。瑜伽中有很多伸展、力量类的体式，通过针对性的练习可以使身体达到平衡，有效调整体态。

4. 增强身体肌肉力量，稳定关节，塑造体形，美化肌肉线条

虽然瑜伽被赋予了"柔韧性"的标签，但在实践中肌肉力量训练也是瑜伽练习中重要的部分。瑜伽中有诸多的体式可以针对身体整体或局部进行塑形，例如：斜板、船式、桥式、蝗虫式等；瑜伽体式都是靠自

重或小工具进行的练习，并不会练出"大肌肉"或"死肌肉"；长期练习不仅能够增加肌肉量、稳定关节，而且对燃脂塑形功效极佳。因此，瑜伽特别受女性的青睐。

5. 促进血液循环和消化，改善身体的亚健康状态

"通则不痛，痛则不通"，如果身体循环系统出现问题，身体会出现各种不适。例如：麻、木、肿、胀、冷等现象都是身体经络或血液循环不畅造成的，这些问题都可以通过瑜伽中伸展、扭转、倒立类体式改善，从而使身体焕发活力。

6. 调整身心平衡，提高专注力

面对工作与生活、学习与娱乐、身体与思想、梦想与现实，我们不仅需要保持一种积极的态度、拼搏的精神，更需要保持相应的平衡，做到劳逸结合，身心平衡。通过瑜伽中的静坐、呼吸、平衡等锻炼，可增强本体感受，快速消除身体及精神疲惫，恢复身体技能，提升自我觉知能力。

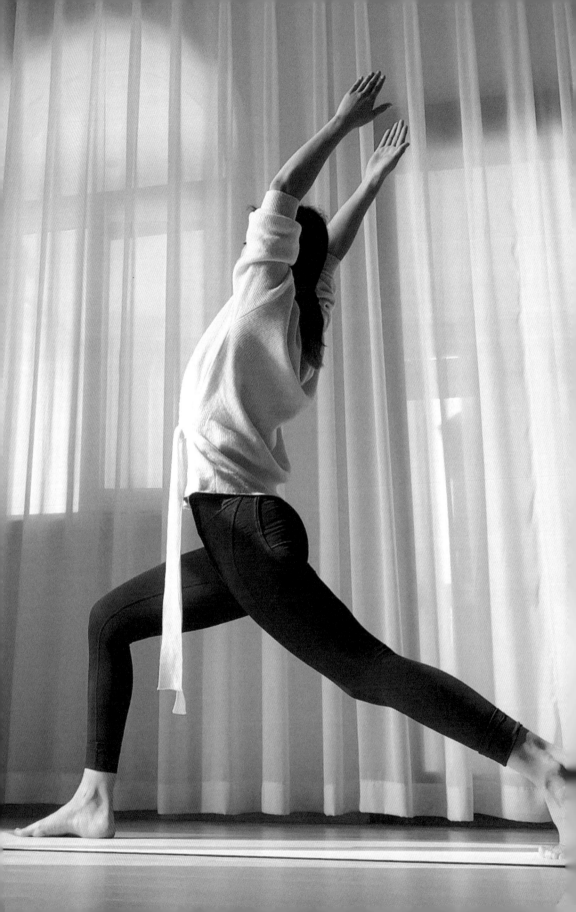

第二节　瑜伽分类

　　为适应现代生活节奏，满足人们多样化的运动方式，瑜伽课程的种类也应运而生。大致分为传统瑜伽、功效瑜伽、娱乐瑜伽三大类。功效瑜伽和娱乐瑜伽是在传统瑜伽的基础上将练习更具体、针对性更强，以练习者需求为目的的设计、编排而形成的新型瑜伽课程，这类课程非常受练习者的青睐，也推动了瑜伽向更精细化发展的速度。以下列举几个普及率较高的瑜伽流派。

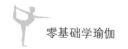
1. 哈他瑜伽（Hatha Yoga）

哈他瑜伽是所有体式练习流派的根，是练习瑜伽体式的入门课程，也是打开瑜伽之门的钥匙。在哈他（Hatha）一词中"哈"（ha）代表太阳，"他"（tha）代表月亮，"哈他"代表日与夜、阴与阳、柔与刚，一种自然平衡的状态。哈他瑜伽由呼吸法与体位法以及深度休息术构成。哈他瑜伽借由单个瑜伽体式的保持，均衡加强身体的肌肉力量，增加关节灵活度，调整体态，缓解肩颈僵硬、腰背疼痛等症状；哈他瑜伽通过呼吸法强化循环系统、消化系统，有效改善身体亚健康状态，提高免疫力；哈他瑜伽侧重于体位法和练习时的专注，适合刚开始接触瑜伽的新朋友。

2. 阿斯汤加瑜伽（Ashtanga Yoga）

阿斯汤加是由帕特比·乔伊斯创立，最为著名的格言就是：练习，练习，一切随之而来！这个体式有自己的独特体系，八分支被瑜伽练习者广泛认同。该体系分为六个级别，每个级别由 60 个左右的体位组成，技术上有串联体式、喉呼吸法、收颌收束法、会阴收束法、凝视点等；在体式安排上有严格的顺序规定，需要严格按照固定的顺序练习；阿斯汤加练习者对此认同感极强，日复一日地遵守并传承着。

3. 艾扬格瑜伽（Iyengar Yoga）

艾扬格瑜伽是由艾扬格创立并以他的名字来命名的。使用辅助工具是这个体式最大的特色，因为它练习时非常注重身体姿势的正确摆放，生理结构，骨骼肌肉的功能等，强调体位动作的精准，有矫正和恢复身体的效果，在练习过程中可以借助辅具完成相应的体位练习，给人以安全感，尤其适合初学者、身体僵硬者、伤病恢复者，所以受到广泛传播。

4. 流瑜伽（Flow Yoga）

流瑜伽是在传统哈他瑜伽及阿斯汤加瑜伽的基础上演化而成，保留了哈他瑜伽的一些基本特征，体式相对更流畅、串联，整节练习一气呵成。在动作的编排上可根据练习者的情况有所变换，更为灵活、轻松，适合接触瑜伽时间不长的初级练习者。

5. 高温瑜伽（Bikram hot Yoga）

高温瑜伽是由比克拉姆创立，是在 38~42℃ 的高温环境下练习 26 个基本姿势，并按照人体肌肉、韧带与肌腱的特点科学安排出拉伸、加热的顺序，练习时对体式排列次序有严格的要求。对于缓解身体僵硬、排毒排湿、燃脂塑形都有很好的效果，深受许多明星的喜爱。

6. 阴瑜伽（Yin Yoga）

阴瑜伽是由保罗葛瑞利创立的。阴瑜伽强调整个身体的放松，练习时清空一切杂念并结合缓慢自然的呼吸；长时间的动作保持也是阴瑜伽的特点，在肌肉完全放松的状态下锻炼骨骼及其连接组织、调节神经系统、增强耐力以达到身心合一的放松。

7. 理疗瑜伽

理疗瑜伽这个词可以追溯到《瑜伽之光》这本书，在瑜伽的基础上增加了运动康复的理念和运动主题的功效性，例如：肩颈理疗、脊柱侧弯、骨盆前倾等体态问题。主要通过物理因素对局部进行功能性训练，促进组织修复和调整，达到理疗的作用。

8. 塑形瑜伽

大家都认为瑜伽只是拉伸，殊不知，塑形瑜伽已经悄然成为最受欢迎的课程之一了。因为练习瑜伽的大都是女性，而 90% 的女性又都跟脂肪"过不去"。女性对塑形的需求成就了塑形瑜伽的快速发展，从而衍生出许多塑形主题的课程，例如：马甲线、一字肩、美背、蜜桃臀、蜜蜂腰等占据了很大的瑜伽市场份额。

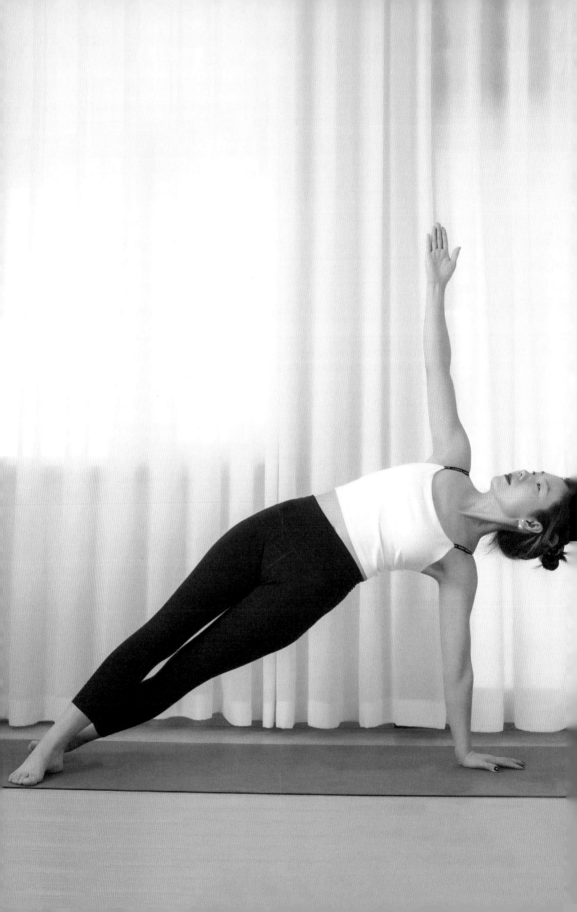

第三节　练瑜伽先知道

　　瑜伽需要科学，规范练习，在练习瑜伽的过程中，讲究姿势标准，讲究正确的呼吸方式，在练习前和练完后都有需要注意的地方。对于瑜伽初阶人群来说，关于练习中的注意事项可能是一头雾水，不知道有哪些要注意的方面，也无法感受瑜伽真正的能量场。那么，如果你是一个初学者，我给你一些小小的提示：做好瑜伽练前准备，可以让你的练习达到事半功倍的效果。

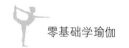

练习前须知

时 间

瑜伽练习应提前做好规划留出充足的时间，这段时间只属于自己、属于身体。练习可以是全天中的任意时间，只要你想，可以随时开始。

环 境

瑜伽练习环境要安静、空气流通，有足够的空间伸展身体。应选择平整的地面，展开瑜伽垫，也可以配上自己喜欢的音乐、鲜花或者精油等。

餐 食

饮食对运动有着直接的影响，空腹或饱腹都会因运动中的心率、扭转、倒立等引起身体不适，也会影响练习的注意力。所以，应在练习瑜伽前1小时用餐为宜，也可以提前30分钟食用一些易于消化的食物；如果有低血糖等症状要提前备着补给。

饮 水

练习瑜伽前不建议饮用太多的水，若练习强度较大在练习中可以小口多次补充水分。喝水时建议不要过冷或过热，选择温度合适的温水即可。

如 厕

练习瑜伽前要排空大小便，保持"轻装"上课，以减轻练习时的身体负担，保障课程的流畅和训练的专注。

装　扮

练习瑜伽时应穿着宽松舒适的瑜伽服，贴身服饰最好，这样可以清晰地看到身体轮廓。还应去除身体的一切束缚，即所有的饰品、眼镜以及隐形眼镜，妥善放置（这样有利于专注、安全）。赤脚练习也是瑜伽的特色，可以增加脚掌触感，建立稳定的根基。如不习惯光脚，穿着专业的瑜伽袜也是可以的。

身体状态

如果身体有受伤、疼痛或者不适的情况，课前提前告知老师，方便老师及时调整课程内容与难度；练习时若感到不适，及时调整动作或停止练习，避免运动损伤。

练习中须知

专　注

练习前调整手机静音，清除外界干扰，初级练习者应该把意识放在体内产生的感觉上，确保进行瑜伽练习时关注自己、专注练习。

呼　吸

呼吸是练习瑜伽的重点，在练习中采用合适的呼吸方式：前期保持自然呼吸，逐渐跟上老师的口令，鼻吸鼻呼，始终保持顺畅呼吸，不要屏息。

关注自己

每个人都是独一无二的。练习瑜伽时应关注自己的感受，不要跟其他人比较，在自己可以接受的幅度内温和地伸展。同时，练习瑜伽也是了解自己身体的过程，不要过度牵拉或攀比，体式练习要保持循序渐进，如发生剧痛应立即停止体式。

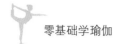
练习后须知

洗 浴

瑜伽练习后，身体血液循环较快，全身毛孔处于打开状态，这时候也是排毒的最佳时机。练习结束后不要马上洗澡，建议半小时后身体温度恢复再洗澡为佳，这样可避免湿寒入侵。

进 食

运动后身体所有机能都处于兴奋状态，马上进食就会快速完全吸收，不利于控制体重，增加消化器官的负担，引起功能紊乱。建议瑜伽练习后 1 小时进食。

肌肉酸疼

练习中出现体力不支或身体颤抖属于肌肉疲劳，会在练习后引发迟发性的肌肉酸痛，都属于正常现象，不必过分紧张，如果练习后肌肉出现淤青，48 小时内冰敷，48 小时后热敷。

第四节　常用瑜伽装备

　　练习瑜伽可以简单，也可以非常有仪式感。虽然瑜伽练习不依赖于装备、时间、地点、环境等，但是可以根据自身状态及需求来选择适合的装备，不仅可以让练习更轻松、有趣、高效，还有可能是你运动下去的动力。随着课程的不断更新，瑜伽用品也越来越丰富，它们都有什么作用？要如何使用呢？

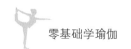
1. 瑜伽服

瑜伽服具有贴身、有弹力、吸汗、透气的特点，可以让练习者在练习的过程中自由无束缚地伸展身体；同时有利于观察身体在运动中的伸展角度以及肌肉的发力线条，能让练习者及时做出调整，保证练习的安全和正确；同时贴身的衣服不会随意摆动，在体式练习中不会影响到视线以及运动幅度，能够让练习更加专注与自由。而日常服饰与睡衣因为弹力不够或者过于宽松不贴身，会在练习中干扰或限制身体的伸展幅度和角度，从而影响到练习者的注意力及安全与效率。所以在条件允许的时候，应尽量身着专业的瑜伽服练习。温馨提示，贴身的瑜伽服还能够随时提示我们身材的变化，间接地帮助我们管理身材。

2. 瑜伽垫

瑜伽垫是练习瑜伽时最重要的用品之一，可以在练习时有效地支撑身体，避免肢体直接接触坚硬的地面以缓冲关节的支撑压力。一张专业的瑜伽垫能让练习更加安全、高效且专注。选择瑜伽垫的注意事项。

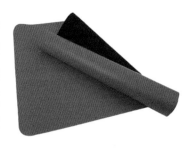

（1）大小

瑜伽垫的大小主要是长度和宽度，应根据个人身高情况做出选择。选择的瑜伽垫应长度长于身高，宽度宽于肩膀。

（2）厚度

瑜伽垫的厚度，应当根据自己的喜好而选择，并不是越厚的瑜伽垫越好，过厚的瑜伽垫，会影响练习时的肢体稳定性与平衡感，反而会降低练习效率。常规的瑜伽垫厚度为 3mm 或 5mm，不能过于柔软，需要具备一定的压力与支撑度，在压力状态下保持垫子的厚度。

（3）材质

防滑是瑜伽垫非常重要的一个因素。在练习瑜伽的过程中，防滑性不好的瑜伽垫会造成肢体的不稳定，增加练习的难度与不安全的概率，阻碍体式的伸展角度和强度。在选择瑜伽垫时可以用"下犬式"这个体式来检测瑜伽垫的防滑程度，即：检测一下在"下犬式"时，手脚在垫子上是否能够保持稳定不滑动。

3. 瑜伽球

瑜伽球是练习瑜伽时常用的辅助工具之一。其特点是同时具备一定的支撑力与柔软度，能够在有效地支撑身体重量的同时包容身体的支撑关节，因为球面的柔软，可以让接触球面的身体关节完全无负担。同时因为"球"的不稳定性也增加了练习的趣味性和控制难度，能够更好地提高练习效率。选

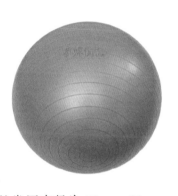

择瑜伽球的时候需要根据个人身高。瑜伽球的常用直径为 55cm、65cm、75cm。身高 150~160cm 可选择 55cm、160cm~170cm 以上可选择 65cm。通常坐在瑜伽球上时，大小腿呈直角状态时为合适。需要注意的是，使用瑜伽球时需要注意场地与个人服饰的安全，不能有尖锐的物品，避免触碰到瑜伽球，影响人身安全。

4. 抱枕

瑜伽抱枕可以让练习者更加舒适地保持体式，降低练习的难度，在体式中专注而放松地感受身体。瑜伽抱枕相较于普通抱枕来说支撑性更强，可以为练习者提供稳定的支撑与放松，尤其在孕期瑜伽、阴

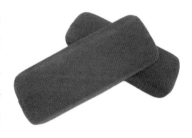

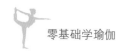

瑜伽与艾扬格等练习中较为常用。

5. 瑜伽砖

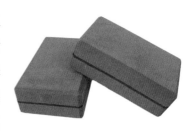

瑜伽砖是瑜伽练习中常用的辅助工具，有各式各样的颜色和材质，常用的材质有 EVA 或者软木材质。初学者要选择支撑性较好的瑜伽砖，可以有效地辅助练习，增强练习信心，避免关节活动受限以及错误练习带来的损伤。例如：站立体前屈体式中，如果手碰不到地面，可以选择手扶瑜伽砖，依据身体状况选择瑜伽砖的摆放高度，帮助脊柱伸展；在金刚跪姿或英雄坐姿中，脚背不够柔软的练习者可以在臀部下方垫瑜伽砖来缓解脚背不适。

6. 伸展带

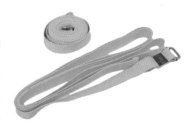

伸展带是瑜伽常用的辅助工具之一，具有防滑耐磨、易洗快干、不易起皱等特点，在瑜伽练习中可以充当手与脚的延长部分，帮助练习者降低体式中拉伸与延展动作的难度，充分感受练习的乐趣。优质拉伸带的宽度是 3.8cm，厚度为 2.2~2.5mm，选择伸展带时最好选择纯棉材质，双扣环式，握在手中时手感厚实且柔软为最佳。

7. 瑜伽毯

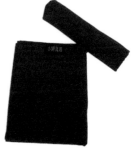

专业的瑜伽毯不同于日常毛毯，它厚度适中，平整易折叠，一般选用仿羊绒、棉布、棉麻等挺实的面料制成，具有保暖以及支撑的作用。如果练习中膝盖不适可毛毯垫在膝盖下方，缓解膝关节不适。

选择软硬适中并且支撑力强的瑜伽毯辅助练习,可以有效地支撑身体并且方便折叠,帮助我们更舒适地完成体式。

第五节　呼吸与瑜伽

　　正确的呼吸是身心健康的基础，是瑜伽练习中必不可少的组成部分。掌握正确的呼吸方法对于练习瑜伽至关重要，可使体式练习达到事半功倍的效果。

　　呼吸在瑜伽中被看作是身体与外界沟通的桥梁，是了解生理和心理状况的窗口。有规律的深呼吸，能使疲劳的神经系统平静下来，让身体和大脑的紧张状态都得到放松，缓解情绪焦虑、改善睡眠、促进消化，提高免疫力。对于瑜伽的初学者来说，经常用到的呼吸方法主要有三种：腹式呼吸、胸式呼吸和混合式呼吸。屏息不适合初学者练习。

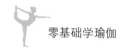

呼吸是人的生命之气，每个人都离不开呼吸，但人与人之间的呼吸却存在着明显的差异：有的呼吸短浅又粗重，有的呼吸轻柔且缓慢；有的是鼻吸鼻呼，有的是鼻吸口呼，这些大多都由习惯所导致的，当然也会通过练习而改变。一个完整的呼吸包含了呼气、吸气、屏息三部分，我们每一次呼吸都会动用身体 46 组肌肉，每天大约要做 28800 次呼吸，算下来这也是一个非常大的运动量；所以不要忽视呼吸这个"大运动量"，还要学会用正确运用呼吸来改变自己的体态及生活。

如果你不知道怎么呼吸，那么可以先从：吸气 1、2……呼气 1、2……开始练习。让自己安静下来感受呼吸，关注呼吸的节奏与长度，整个过程保持舒适。如此反复练习可以提高专注力，缓解身体紧张、情绪焦虑，改善消化及睡眠，提高生命力。

一、腹式呼吸

腹式呼吸又称为横膈膜呼吸，是以肺底部进行呼吸，呼吸时感觉只有腹部在起伏，胸部相对不动。通过这种方式对吸入体内的气体进行控制，能使膈肌更有力，呼吸的时间和周期变得深长有规律。一次吸气、一次呼气为一个调息周期。腹式呼吸可以锻炼腹部肌肉，按摩腹腔内的器官，增加肺活量，促进全身的血液循环。

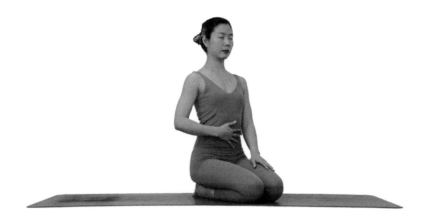

1. 练习方法

选择舒适的坐姿或屈膝仰卧。用鼻子呼吸，可以把双手指尖相触放于腹部。吸气时，尽量保持胸腔不动，吸气越深，横膈膜下降，随着腹部扩张，能感觉到吸气时指尖随着肚皮的隆起在慢慢向两侧分开；呼气时，腹部向肚脐收紧，把体内的废气完全排空，这时横膈膜自然上升回到初始位置，双手指尖再向内合拢彼此靠近。

2. 注意事项

腹式呼吸和我们日常的呼吸方式不同，要经过一段时间练习才能掌握并体会它带给我们身体的好处。初学者建议采用屈膝仰卧的姿势，会更容易体会到腹部的收缩和扩张。练习时要尽量延长呼吸的长度，呼气和吸气的比例是1：1，中间不屏息。如果体质较弱、气短，就没有足够的力量让气流下达小腹，最多到达胸部和上腹（胃）部，拉长呼吸的方法可以采用补吸和补呼的方式，也就是在吸满（或呼出）一口气之后再有意识的扩张（或收缩）腹部，来补充气体。如果出现头晕、胸闷等身体不适的状况，应立即停止练习，调整为自然顺畅的呼吸。

二、胸式呼吸

胸式呼吸接近我们日常用的呼吸方法，只是程度比日常呼吸更深长

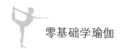

和专注。以肺部的中上部参与呼吸，感觉胸部、肋骨在起伏，腹部相对不动。胸式呼吸可以稳定情绪、平衡心态，帮助把因为呼吸短促而积压下来的废气排出体外。

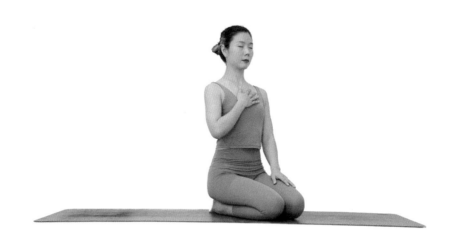

1. 练习方法

选择舒适的瑜伽坐姿，注意腰背挺直，引领脊柱向上延伸，双手轻轻放在胸部下的两侧肋骨上，体会肋骨起伏和气流涌动的感觉。用鼻子呼吸，吸气时胸部隆起打开，体会前胸和后背逐渐变得饱满，肋骨向外扩张，腹部保持平坦不动；吸满后不要屏息，继续呼气，胸腔放松，肋骨向内、向下收缩。

2. 注意事项

胸式呼吸非常简单，适合随时练习。也可以采用鼻吸口呼的呼吸方式来帮助放松肩颈部位的紧张。

三、混合式呼吸

混合式呼吸是腹式呼吸和胸式呼吸的完美结合，是一种自然流畅的呼吸方法，整个肺部参与呼吸运动，腹部、胸部乃至全身都能够感受到起伏。混合式呼吸可以将呼吸空气的量扩大 3 倍，将更多新鲜的氧气供应到血液中，使练习者的心脏更强劲，还可缓解内脏压力，调整内分泌失调。如你将混合式呼吸变成日常的习惯呼吸，会发现它可以让你的身体收放自如，发生许多奇妙的变化。

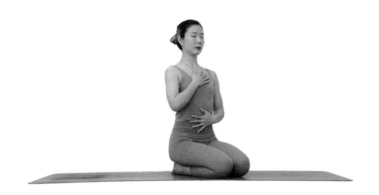

1. 练习方法

练习混合式呼吸时，选择坐姿、仰卧或站立皆可，头、颈、脊柱在一条线上且垂直于地面，放松神经和身体。用鼻子呼吸，缓慢吸气，先用腹式呼吸的方法将气体下沉到腹腔区域，感受腹部隆起；再用胸式呼吸的方法，将吸气延续，使胸部吸满空气并扩展到最大程度。当吸气已经达到双肺的最大容量时，采用与吸气相反的顺序呼气，首先放松胸腔，肋骨向内、向下排出空气，然后收缩腹部肌肉，呼尽所有气体，结束一个呼吸周期。

2. 注意事项

在熟悉了腹式呼吸和胸式呼吸后才可以练习混合式呼吸，否则会出现呼吸不顺或胸闷的现象。整个呼吸过程中要保持顺畅、轻柔，中间不间断不屏息，必须一气呵成。

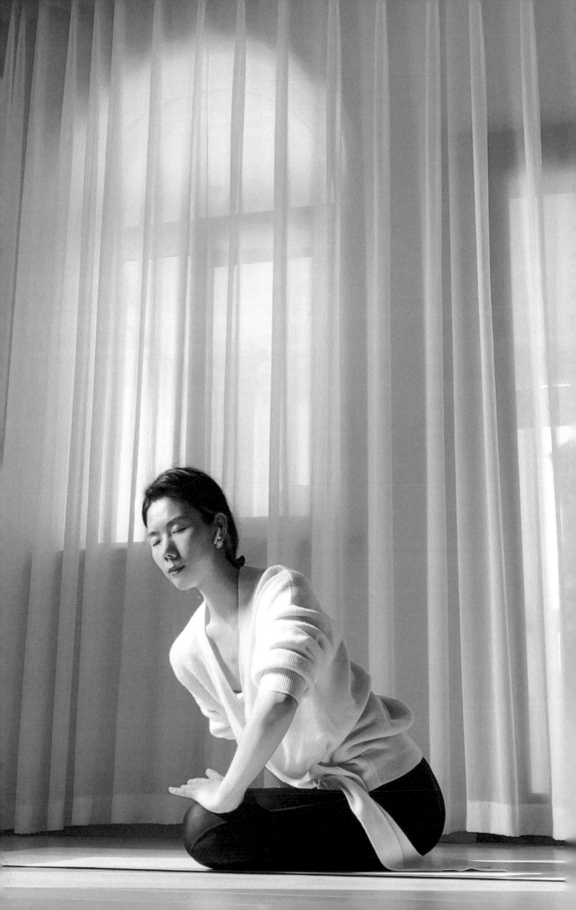

第六节　瑜伽的基础姿势

　　这一节主要向大家介绍一些瑜伽练习中常见体式的细节提示。这些细节贯穿于每一次的练习，并且很容易被忽略，或者会因错误的练习而养成不良的练习习惯。因此，特别单独列举出来便于参考，从而更加舒适、科学、流畅的练习瑜伽。

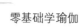

1. 平行站立

双脚平行分开，所有脚趾朝向前方，大脚趾在同一直线，脚掌均匀受力。常用的体式：山式、摩天式、幻椅式、金字塔式、风车式等。

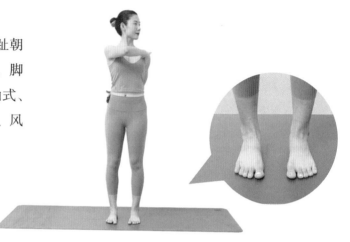

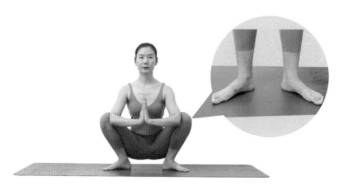

2. 八字站立

双脚脚跟相对，脚掌向外打开45°，大脚趾在同一直线，脚掌均匀受力。常用的体式：花环式、蹲式祈祷、女神式。

3. 直角站立

双脚脚跟相对，两脚跟在同一直线，脚内侧夹角为90°，脚掌均匀受力。常用的体式：三角伸展式、战士二式、侧角伸展式。

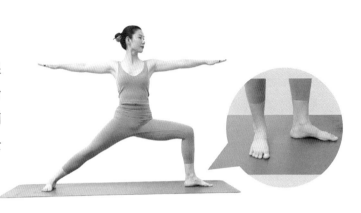

4. 前后平行站立

双脚前后站立，前脚全脚掌踩地，后脚脚跟抬高，脚掌垂直地面，前脚掌踩地。常用的体式：三角扭转式、侧角扭转式。

正面图　　　　　　　侧面图

5. 脚掌垂直

前脚掌踩地，后脚跟抬高，脚掌垂直地面，脚跟既向后踩又向前推保持稳定。常用的体式：战士一式、冲锋者式、斜板式。

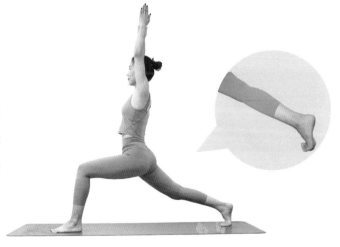

6. 双脚内外侧支撑

双脚倒向一边，脚掌一侧压地，另外一侧离地，保持脚踝稳定，双脚掌在一条直线。常用的体式：侧板式、肘侧板式。

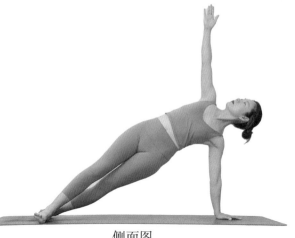

侧面图

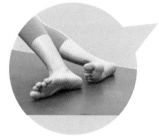

正面图

7. 小腿垂直

全脚掌踩地，小腿垂直地面，膝关节朝向脚趾尖方向。常用的体式：战士一式、战士二式、侧角伸展式。

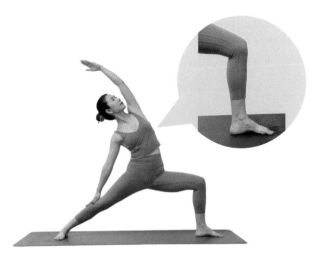

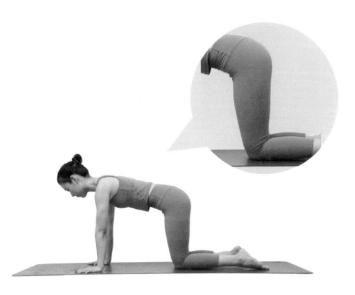

8. 大腿垂直

　　脚与小腿压实地面，大腿与地面呈 90°，骨盆稳定。常用的体式：板凳式、猫式平衡、门闩式。

9. 手指向前支撑

　　双手分开与肩同宽，全手掌支撑，两手食指平行朝向前方，其余手指均匀分开，双手在同一直线；手指指腹、指根、掌根压实地面。常用的体式：斜板式、下犬式、猫式。

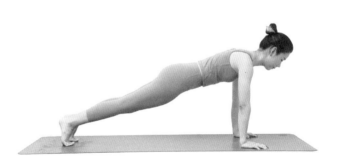

10. 手指向后支撑

　　手臂外旋，单手或双手放于体后分开与肩同宽，全手掌支撑，两手中指平行朝向后方，其余手指均匀分开，双手在同一直线；手指指腹、指根、掌根压实地面。常用的体式：狂野式、单手桌式。

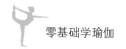
11. 手指向外支撑

手臂外旋，双手放于体后分开与肩同宽，全手掌支撑，两手指尖向外，手指均匀分开，双手掌根相对；手指指腹、指根、掌根压实地面。常用的体式：桌子式、反板式。

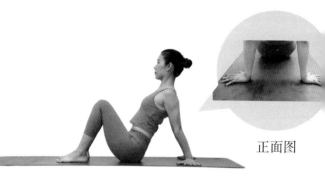

正面图

侧面图

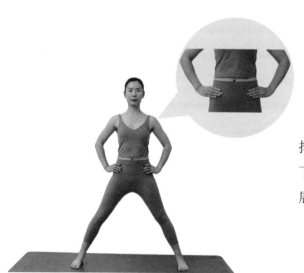

12. 双手扶髋

双手扶髋，虎口张开四指向前、拇指向后，微屈双肘，保持肩部放松下沉。常用的体式：幻椅式、三角伸展式、双角式预备。

13. 俯卧准备

身体俯卧于垫子上，双腿并拢脚背压地，双手臂向后伸展放于髋部两侧，保持身体在一条直线上，鼻尖或额头轻触地面。

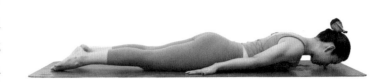

14. 仰卧准备

身体仰卧于垫子上，双腿自然伸展，双手放于身体两侧，掌心向上，保持身体在一条直线上。

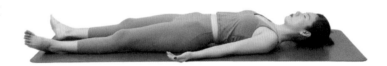

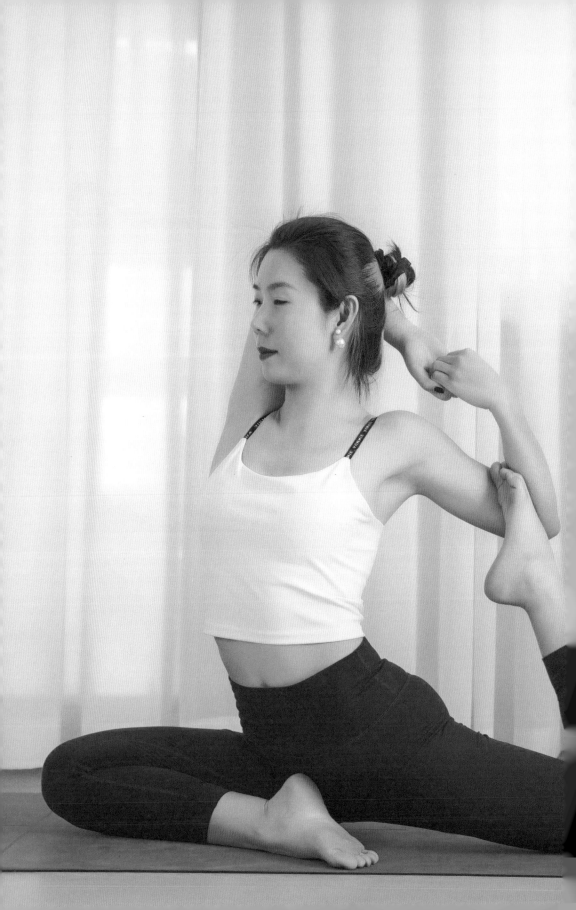

第二章

瑜伽练习的
经典体式

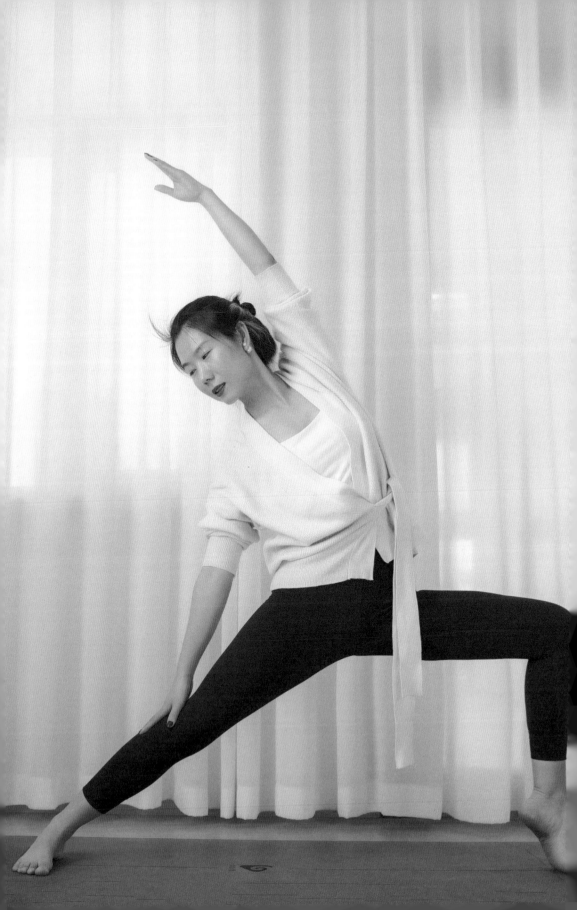

第一节　站立体式

　　站立体式是以山式为起点的练习，分为单腿站立和双腿站立。站立体式可以多方位、多功能的锻炼和强化双腿的肌肉力量，美化紧致双腿线条，从而能够更好地稳定和保护踝关节和膝关节，提高身体的平衡感和专注力，建立良好的体态。

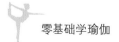
山式

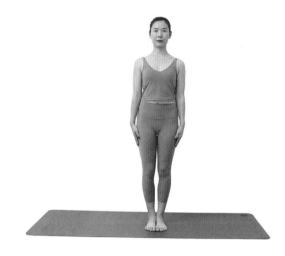

体式介绍

山式是所有站立体式的基础及起点，山式可以提高身体稳定性，改善不良体态，使身体保持觉知，锻炼专注力，长期练习可以有效地塑造优美体态，提升气质。

呼吸与流程

在进入动作的过程中，全程保持自然的呼吸。动作完成以后，练习初期可保持3~5分钟，后期可尝试保持5~10分钟。

双脚并拢或与髋同宽平行站立，脚掌均匀受力，伸直双膝，膝关节朝向脚趾方向，骨盆摆正；腹部内收，胸腔上提，肩部下沉，手臂自然垂放体侧；颈部伸展，下颌微收，头部中正且向上伸展，眼睛目视前方，使身体垂直地面，始终保持双脚有力蹬地，帮助身体整体保持向上，体态挺拔。保持自然呼吸。

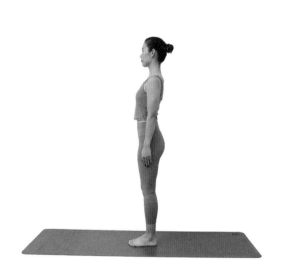

动作调整

1. 膝关节可微屈，不要超伸。
2. 腹部收紧，不要塌腰。
3. 双肩打开下沉，不要含胸弓背。

瑜伽语录

健康是人生第一财富

展臂式

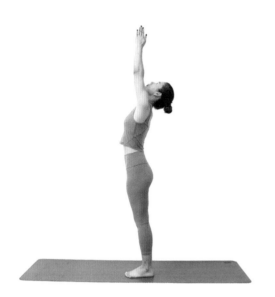
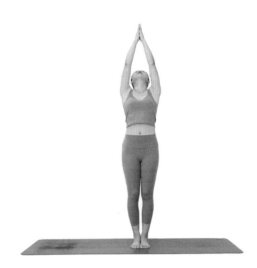

体式介绍

展臂式是一个伸展类体式，可以有效地伸展脊柱，使肩关节灵活，重复练习还可以提升精气神，非常适合瑜伽练习前热身。

呼吸与流程

山式站姿准备。

吸气，双臂由体侧向上举过头顶，肩部下沉，双臂打开与肩同宽，手肘伸直，掌心相对（或同时提胸腔、抬头、伸展颈部眼睛看向手指）。

呼气，双臂由体侧还原至山式。

可多次重复练习。

瑜伽语录

拥有健康并非拥有一切，失去健康却会失去一切

动作调整

1. 保持肩部下沉，颈部伸展。
2. 提胸腔时不要向前推髋，避免腰椎不适。
3. 避免过度抬头造成颈部不适。

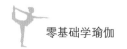

风吹树式

体式介绍

风吹树式是一个伸展类体式，可以有效地增加脊柱灵活度，充分伸展侧腰，反复练习可以使身体线条更加纤细，非常适合初学者练习。

做法一：双臂风吹树式

呼吸与流程

山式站姿准备。

吸气，双臂由体侧向上，双手掌心向外，左手抓右手手腕，使脊柱向上充分伸展，手肘伸直，大臂贴耳。

呼气，上身向左侧弯曲，伸展右侧肌肉及皮肤，眼睛看向前方。

保持3~6组呼吸。

吸气，身体回正，交换双手。

呼气，反侧练习，充分伸展侧腰。

吸气，回正身体。

呼气，解开双臂，落回身体两侧。

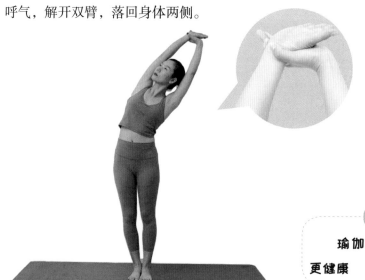

瑜伽语录

瑜伽让我们的生活方式更健康

做法二：单臂风吹树式

呼吸与流程

山式站姿准备。

吸气，右手臂体侧向上举，大臂贴耳，手肘伸直，五指并拢，掌心向左。

呼气，上身向左侧弯曲，左手寻找膝关节外侧，伸展右侧腰，眼睛看向前方。

保持 3~6 组呼吸。

吸气，身体回正。

呼气，还原至山式，反侧练习。

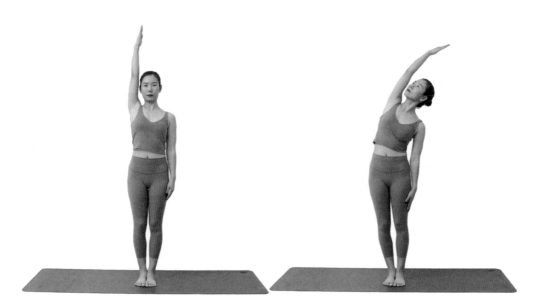

瑜伽语录

不只是瑜伽，更是生活

动作调整

1. 侧弯时保持手肘伸直、大臂贴耳。

2. 根据个人身体能力，可以适当增加侧弯幅度。

3. 侧弯时保持骨盆摆正，胸腔朝向前方。

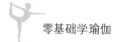
幻椅式

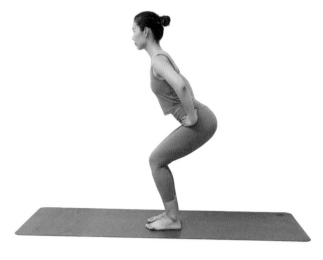

体式介绍

幻椅式是一个腿部力量练习体式，练习时仿佛坐在椅子上，可以增强腿部肌肉力量及耐力，增强髋膝踝关节的稳定。

瑜伽语录

一日瑜伽，一世优雅

呼吸与流程

山式站姿准备，双手扶髋，屈双膝臀部向后坐，膝关节不要超过脚尖，臀部尽可能坐低。

吸气，提胸腔延展脊柱，双臂体前向上高举过头，大臂贴近耳朵，手肘伸直，掌心相对，使手臂与背部在一条直线。

呼气，脊柱延展，微收腹部。

保持 3~6 组呼吸，感受腿部及背部肌肉的收缩。

吸气，蹬直双腿，直立身体。

呼气，双臂自体侧向下，还原至山式。

动作调整

1. 膝关节朝向脚尖但不超过脚尖。

2. 不要含胸弓背，保持手指及臀部向两端伸展。

3. 若膝关节不适，可减小屈膝幅度。

站立扭脊式

体式介绍

站立扭脊式是一个扭转类体式，可以有效地提高胸椎的灵活性，伸展胸腔，加强上背部的力量，还可以消除腰腹两侧多余脂肪，缓解肩背疼痛。

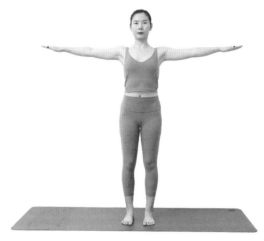

呼吸与流程

山式站姿准备，双脚打开与髋同宽。

吸气，延展脊柱，手臂侧平举。

呼气，右手搭左肩，左手背身后；稳定骨盆，将脊柱向左充分扭转，下巴平行于肩膀，眼睛看向左后方。

保持3~6组呼吸。

吸气，回正上身，还原或侧平举体式。

呼气，反侧练习。

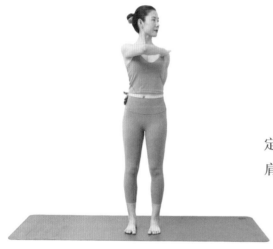

动作调整

1. 始终保持骨盆摆正，脊柱延展。
2. 双肩打开放松下沉。

瑜伽语录

"瑜"悦身心，"伽"倍美丽

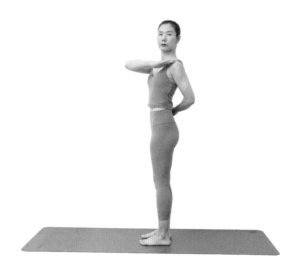

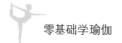

抱膝式

体式介绍

抱膝式是一个平衡类体式，可以加强腿部力量、美化腿形、增强平衡感，并且可以按摩内脏器官，促进肠胃蠕动。

呼吸与流程

山式站姿准备，双脚打开与髋同宽；双手扶髋，移动重心到右脚，屈左膝向上，绷左脚脚背脚尖，双手十指交扣环抱左膝前侧。

吸气，延展脊柱。

呼气，弯曲手臂，双肘内收，使大腿贴向腹部。

保持 3~6 组呼吸。

吸气，伸直手臂。

呼气，还原至山式。

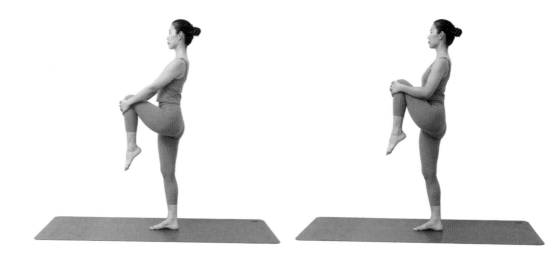

动作调整

1. 始终保持骨盆摆正，保持脊柱的延展。
2. 打开双肩，肩膀下沉。

摩天式

体式介绍

摩天式是一个站姿平衡类体式，可以加强足踝部的力量，提高关节稳定性、平衡感，提高专注力，同时可以纤细手臂，美化身体线条。

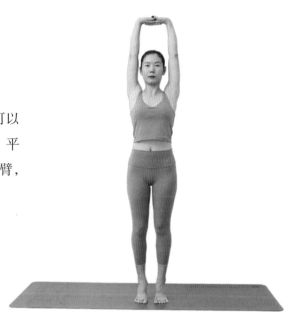

呼吸与流程

山式站姿准备，双脚分开与髋同宽。

吸气，双臂由体侧向上高举过头，十指交扣，翻转掌心向上推，手臂伸直，大臂夹耳。

呼气，肩膀放松下沉，手臂充分后展。

吸气，抬脚跟向上远离地板，踝关节及小腿肌肉收紧。

保持 3~6 组呼吸。

呼气，双手打开，还原至山式。

可多次重复练习。

动作调整

1. 腹部微收，避免肋骨过度前推。

2. 双肩放松，肩膀下沉。

3. 保持双腿肌肉收紧上提。

瑜伽语录

别忘了关注呼吸

053

四肢伸展式

体式介绍

四肢伸展式是伸展类的体式，能够建立腿部力量，稳定关节，美化身体线条，同时帮助打开胸腔，改善扣肩、驼背等不良体态，建议经常练习。

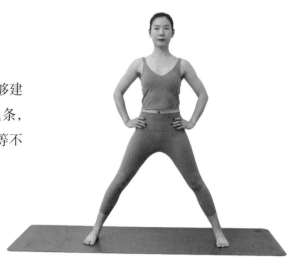

呼吸与流程

山式站姿准备，双手扶髋，双脚打开至两倍肩宽，脚趾指向正前方，双膝朝向脚趾，骨盆摆正。

吸气，脊柱向上延展，手臂侧平举打开，指尖向两端延伸。

呼气，肩膀下沉，腹部内收。

保持 3~6 组呼吸。

吸气，双手扶髋。

呼气，双脚收回，还原至山式。

动作调整

1. 脚内外侧同时压实垫子，保持双腿肌肉内收上提。

2. 双手臂与肩同高。

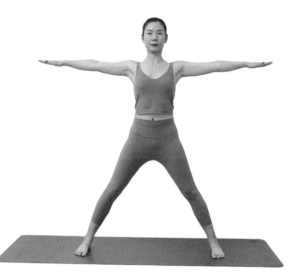

瑜伽语录

柔韧也是一种力量

女神式

体式介绍

女神式是一个腿部力量类体式，可以增强腿部肌肉与核心肌肉的力量，美腿翘臀，同时可以提高髋关节的灵活性，促进骨盆区域血液流动。

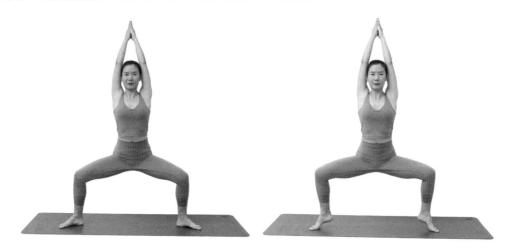

呼吸与流程

山式站姿准备，双手扶髋，双脚向两侧打开至两倍肩宽，脚尖外展，膝盖指向脚尖方向。

吸气，双臂由体侧向上，手掌在头顶合十，手臂伸直，双肩放松，肩膀下沉。

呼气，屈膝下蹲至小腿垂直于地面，保持上身直立。

保持3~6组呼吸。

吸气，双脚蹬地伸直双膝，指尖向上引领上身直立起身。

呼气，松开双手，还原至山式。

动作调整

1. 始终保持胸腔延展，背部挺直。

2. 膝盖始终朝向脚尖方向，避免膝盖内扣。

3. 可尝试脚跟抬高，加大练习强度。

瑜伽语录

瑜伽姿势应当稳定而舒适

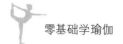
🧘 蹲式祈祷

体式介绍

蹲式祈祷是一个腿部力量类体式，可以增强腿部肌肉力量及耐力，提高髋关节的灵活性，消除大腿内侧多余脂肪，美化双腿线条。

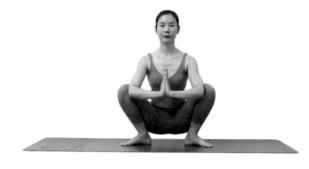

呼吸与流程

山式站姿准备，双手扶髋，双脚分开与髋同宽，保持脚跟不动，脚掌充分外展；双手胸前合十，屈膝下蹲至极限，双膝外展朝向脚尖，手肘抵于膝盖内侧。

吸气，延展脊柱。

呼气，双肘向外推双膝，同时大腿内收。

保持 3~6 组呼吸。

吸气，蹬直双腿，直立起身。

呼气，双手落回体侧，还原至山式。

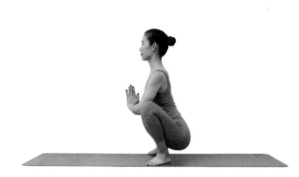

动作调整

1. 始终保持脊柱延展，双肩展开，胸腔上提，头顶向上。

2. 手肘与膝盖互相对抗，小臂平行于地面。

瑜伽语录

瑜伽需要 99% 的练习，1% 的理论

花环式

体式介绍

花环式是一个伸展类体式，可以提高髋关节灵的活性，促进骨盆区域血液循环，伸展背部肌肉，缓解腰部不适。

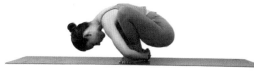

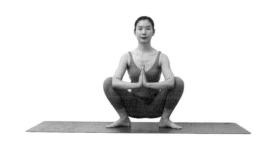

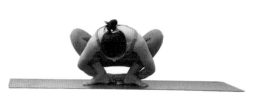

呼吸与流程

山式站姿准备，双脚分开与髋同宽，脚尖外展45°，手臂前平举，屈膝下蹲，大小腿折叠，膝关节朝向脚趾尖。

吸气，延展脊柱。

呼气，双手臂绕过小腿前侧，双手在脚跟后侧十指交扣，臀部向下，头部向下。

保持3~6组呼吸。

吸气，抬头，手臂端平，双手胸前合十，直立起身。

呼气，还原成山式站姿。

动作调整

1. 若脚后跟不能落地，可以将双脚打开更宽。

2. 柔韧性好的可尝试双手臂绕过小腿在背后相扣。

瑜伽语录

呼气，释放所有对你无用的东西

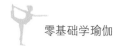
🤸 风车式 一

体式介绍

风车式是一个伸展类体式，可以提高脊柱灵活性，伸展腰部及腿部后侧肌群，非常适合初学者练习。

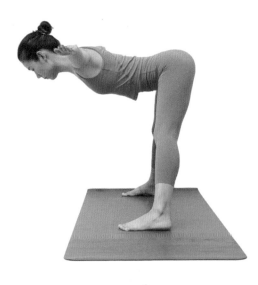

呼吸与流程

山式站姿准备，双手扶髋，双脚打开至两倍肩宽，脚尖向前，脚掌平行。

吸气，延展脊柱，双手侧平举，双肩下沉。

呼气，身体以髋为折点前屈，至身体平行于地面。

吸气，左手掌放置地面，头顶向前，臀部向后，双膝伸直。

呼气，脊柱扭转，胸腔转向右侧，右手指尖向上，双手臂在一条直线。

保持 3~6 组呼吸。

吸气，身体回正，双手侧平举直立身体。

呼气，反侧练习或还原至山式。

瑜伽语录

不能总是控制外在，内在更需要你的控制

动作调整

1. 支撑手臂在肩膀正下方，双手臂一条直线。

2. 可尝试支撑手掌抓对侧脚踝，增加练习强度。

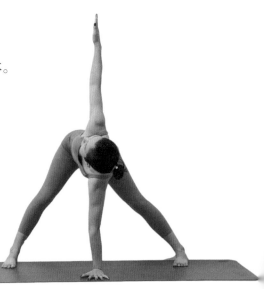

🧘 金字塔式

体式介绍

金字塔式是倒置类的体式，可以深度伸展双腿后侧肌肉群，伸展背部，倒置内脏器官，促进头部面部血液循环，美化面部肤色。

做法一：金字塔 A 式

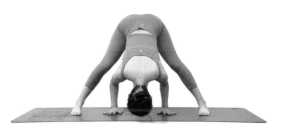

动作调整

1. 脚趾超前，内外侧脚掌压实垫子。

2. 尽量保持大腿垂直于地面，重心在足弓上。

3. 保持双肩远离耳朵，不耸肩，不驼背。

瑜伽语录

认真练习每一个体式，就是学瑜伽的基础

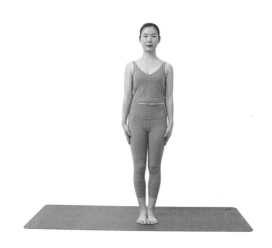

呼吸与流程

山式站姿准备，双手扶髋，将双脚打开至两倍肩宽，脚趾指向正前方，膝盖朝向脚趾，骨盆摆正。

吸气，向上延展脊柱。

呼气，从髋部折叠身体向前向下，落双手压实于双脚内侧，双手打开与肩同宽。

吸气，手臂伸直，延展脊柱。

呼气，屈手肘朝向正后侧，加深折叠，重心向前移动到前脚掌，让腹部靠近大腿内侧，头颈放松。

保持 3~6 组呼吸。

吸气，手臂伸直延展脊柱，目视前方。

呼气，微屈膝双手扶髋，缓慢直立起身；双脚收回，还原至山式站姿。

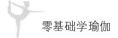
做法二：金字塔 B 式

呼吸与流程

山式站姿准备，双手扶髋，将双脚打开至两倍肩宽，脚趾指向正前方，膝盖指向脚趾，骨盆摆正。

吸气，打开双肩，延展脊柱。

呼气，从髋部折叠身体向前向下，双手抓大脚趾。

吸气，手臂伸直，延展脊柱。

呼气，屈手肘向两侧打开加深折叠，重心移动向前至前脚掌，让腹部靠近大腿内侧，头颈放松。

保持 3~6 组呼吸。

吸气，手臂伸直，延展脊柱，目视前方。

呼气，微屈膝双手扶髋两侧，缓慢直立起身；双脚收回，还原至山式。

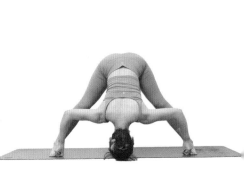

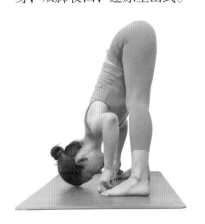

瑜伽语录

关注当下，即是瑜伽

动作调整

1. 脚趾向前，内外侧脚掌压实垫子。

2. 手与脚趾保持互相对抗的力量。

3. 高血压患者、心脏病患者、高度近视者酌情练习。

站立体前屈

体式介绍

站立体前屈是一个伸展类体式，可以充分伸展到腿部后侧、臀部及腰背部肌肉群，可以有效提高身体柔韧性；同时，该体式也属倒置类体式，可以促进头部面部血液循环，滋养面部气色，舒缓压力。

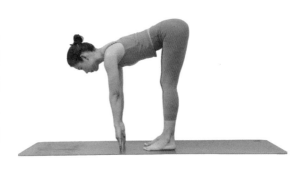

呼吸与流程

山式站姿准备，双手扶髋。

吸气，提胸腔，双肩向后打开，手肘内夹。

呼气，身体以髋为折点向前折叠，双手指尖触地。

吸气，充分延展脊柱。

呼气，手掌压地，腹胸贴近双腿，臀部向上，额头靠向脚背。

保持 3~6 组呼吸。

吸气，抬头，双手扶髋，背部带动身体直立。

呼气，还原至山式。

瑜伽语录

每个人都可以练习瑜伽，只是我们的起点不同

动作调整

1. 腿部后侧过度紧张者，可以屈膝进入，屈膝退出。
2. 柔韧性较好者可以双手环抱脚踝，增加折叠幅度。
3. 腰部不适者可以酌情小幅度练习。

侧角扭转式

体式介绍

　　侧角扭转式是一个全身伸展类体式，能够提高双腿、脊背以及肩关节的灵活性与柔韧度。

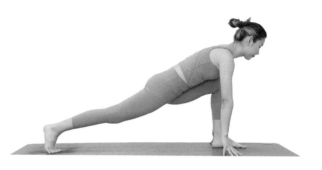

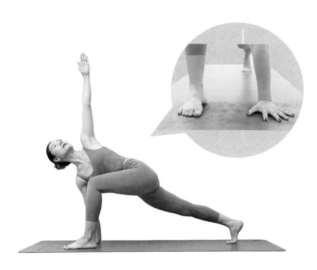

呼吸与流程

　　山式站姿准备，双手扶髋，屈双膝下蹲，右脚向后一大步，脚尖点地支撑；右手掌压地，手臂垂直于地面；保持左小腿垂直地面，右腿向后充分伸展。

　　吸气，延展脊柱，右腿蹬直。

　　呼气，胸腔扭转向左侧，左手臂向上伸展，垂直于地面。

　　保持3~6组呼吸。

　　吸气，收左手扶髋，收回右脚。

　　呼气，还原至山式或反侧练习。

动作调整

　　1. 保持前方小腿垂直，膝盖朝向脚尖。

　　2. 保持胸腔伸展，右肩上提，左肩后展。

瑜伽语录

　　体式，让你开始了解自己的身体

战士一式

体式介绍

战士一式是一个腿部力量类体式，可以加强双腿的肌肉力量，紧致腿部线条，同时提高平衡感和专注力；在练习时身体呈现出来的肌肉张力与体态的挺拔向上，可让练习者具有战士般的自信。

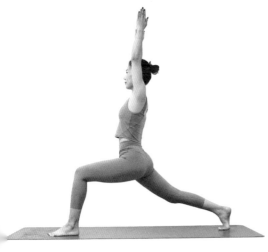

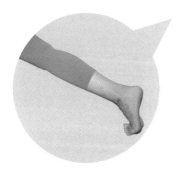

瑜伽语录

身体是我们的本钱，请保持身体健康

呼吸与流程

山式站姿准备。

吸气，脊柱向上延展。

呼气，屈膝下蹲，右脚向后一大步前脚掌踩地，脚跟抬高，伸直右膝，收紧大腿肌肉；左小腿垂直地面，膝关节朝向脚尖；骨盆摆正，胸腔向前。

吸气，双臂由体侧向上伸展过头顶，使手臂背部一条直线垂直于地面，重心放在双脚之间。

呼气，髋部下沉，手臂带动胸腔向上延展。

保持 3~6 组呼吸。

吸气，双手扶髋，上身前倾，收右脚与左脚并拢。

呼气，还原至山式或反侧练习。

动作调整

1. 保持左膝关节与脚趾朝向正前方，膝盖不内扣。

2. 双脚蹬地，保持充分发力，支撑身体的稳定与平衡。

3. 保持脊背沿手臂向上充分伸展。

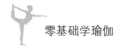

🧍 冲锋者式

体式介绍

冲锋者式是战士一式的延伸体式，该体式利用背部在前倾状态下会加强腿部的承重，可有效增加双腿的肌肉力量，紧致美化腿部线条。

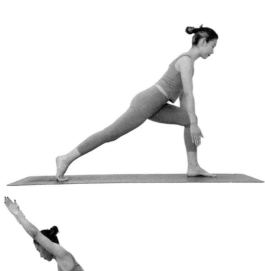

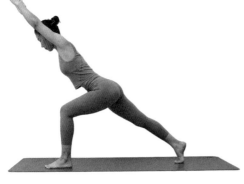

瑜伽语录

**身在过去，心在未来，
练习瑜伽时我们身心同在当下**

呼吸与流程

山式站姿准备。

吸气，脊柱向上延展。

呼气，屈膝下蹲，右脚向后一大步前脚掌踩地，脚跟抬高，伸直右膝，收紧大腿肌肉；左小腿垂直地面，膝关节朝向脚尖；骨盆摆正，胸腔向前。

吸气，双臂由体侧向上伸展过头顶与背部一条直线垂直于地面，重心放在双脚之间。

呼气，髋部下沉，手臂带动胸腔向前倾45°。

保持3~6组呼吸。

吸气，双手扶髋，收右脚与左脚并拢。

呼气，蹬直双腿，还原至山式或反侧练习。

动作调整

1. 保持前腿膝关节与脚趾朝向正前方，膝盖不内扣。

2. 双脚蹬地，保持充分发力，支撑身体的稳定与平衡。

3. 保持手臂向头顶方向伸展或自然下垂。

战士二式

体式介绍

战士二式是腿部力量类体式，可以增强腿部力量，紧致腿部线条，提高髋关节的灵活性，促进骨盆区域血液循环。

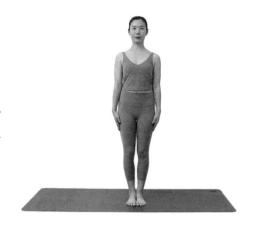

呼吸与流程

山式站姿准备，双手扶髋，双脚打开至两倍半肩宽；右脚微内扣，左脚外展90°，两脚跟在一条直线上。

吸气，脊柱延展，双臂侧平举打开。

呼气，弯曲左膝向前，臀部向下，大小腿呈直角，眼睛看向左手指的方向。

保持3~6组呼吸。

吸气，蹬直左腿，左脚还原，头部回正。

呼气，双手扶髋，双脚收回，还原至山式或反侧练习。

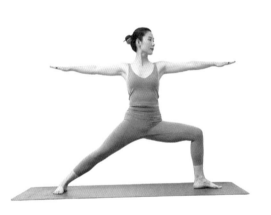

动作调整

1. 骨盆摆正，背部垂直于地面。

2. 左膝摆正，膝盖朝向脚趾方向，髋关节与双腿保持在一个平面。

瑜伽语录

瑜伽练习就是在帮助我们链接内在的精神世界

065

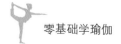

⚡ 反战式 一

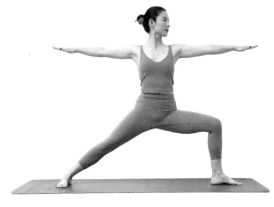

体式介绍

反战式是力量和伸展相结合的体式，既可以练习腿部力量，紧致腿部线条，又可美化腰部曲线。

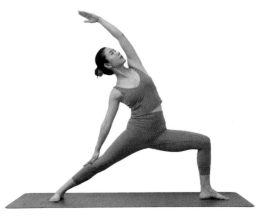

呼吸与流程

山式站姿准备，双脚打开至两倍半肩宽，弯曲左膝呈直角，进入战士二式，脊柱向上延展。

吸气，左手向上高举过头。

呼气，上半身向右侧屈，右手轻搭右膝外侧，左手臂沿左耳的方向伸展。

保持 3~6 组呼吸。

吸气，身体回正，还原至战士二式。

呼气，双手扶髋，蹬直左腿，收回左脚，还原至山式或反侧练习。

动作调整

1. 蹬直右腿，右脚内外两侧踩实地面。

2. 骨盆摆正，左膝不要内扣，保持朝向左脚尖方向。

3. 髋部前推，背部后展，身体保持在一个平面。

侧角伸展式

体式介绍

侧角伸展式是以战士二式为基础的腿部力量类体式，可以有效地加强腿部肌肉力量，稳定膝关节，紧致腿部线条；同时可以提高髋关节与脊柱的灵活性，伸展侧腰，减少脂肪堆积。

呼吸与流程

山式站姿准备，双脚打开至两倍半肩宽，弯曲左膝呈直角，进入战士二式。

吸气，保持脊柱延展。

呼气，弯曲左手臂，将手肘压在膝关节上方，使大臂与小腿在一条直线上，右手臂贴向耳朵沿头顶方向伸展，眼睛看向右上方。

保持 3~6 组呼吸。

吸气，右手臂上提带动身体还原至战士二式。

呼气，反侧练习或还原至山式。

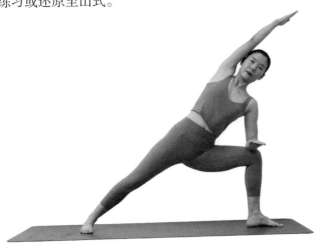

动作调整

1. 左耳远离左肩，不要耸肩。

2. 臀部与左膝保持在同一高度，左膝不要内扣，朝向左脚。

3. 臀部向前推，肩背向后展开，使身体保持在一个平面。

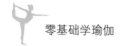
三角伸展式

体式介绍

三角伸展式是一个伸展类体式，能够充分伸展双腿和脊柱，同时能帮助打开胸腔，提高身体柔韧性，美化体态。

瑜伽语录

学会支配身体，而不是被身体支配

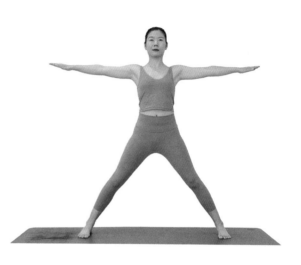

呼吸与流程

山式站姿至四肢伸展式准备，双手扶髋；右脚不动，左脚外展90°，髋部摆正，膝盖朝向脚趾。

吸气，延展脊柱，双臂侧平举。

呼气，左手引领身体向左下侧弯，左手抓左脚踝，右手指向天空；两手臂呈一条直线垂直地面；眼睛看向右手指尖。

保持3~6组呼吸。

吸气，右手向上带领身体直立回正。

呼气，双手扶髋，收回双脚，还原至山式或反侧练习。

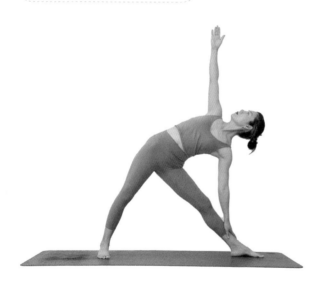

动作调整

1. 双腿伸直，膝关节不要超伸。
2. 髋部向前推，肩背向后展，使身体在一个平面。

树式

体式介绍

树式是站立平衡与开髋的体式，能够加强腿部力量，美化腿部线条，提高身体平衡感与专注力，同时提高髋关节的灵活性。

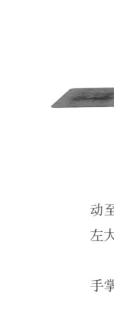

呼吸与流程

山式站姿准备，双手扶髋，重心移动至左脚，抬右脚，右手辅助右脚踩于左大腿根处,骨盆摆正，右膝盖向外展开。

吸气，双手体侧向上高举过头顶，手掌合十。

呼气，双肩放松，目视前方。

保持 3~6 组呼吸。

吸气，双手还原到体侧。

呼气，落脚还原至山式或反侧练习。

动作调整

1. 支撑腿保持肌肉收紧、蹬直，膝关节不超伸。

2. 感受脚掌和大腿内侧对抗的力量，使身体稳定。

3. 找到凝视点，专注自身的意识。

瑜伽语录

此时此地就可以练习瑜伽

🧘 鸟王式

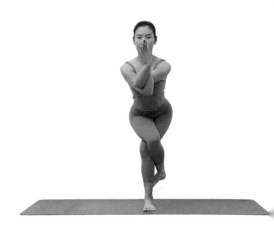

体式介绍

鸟王式是一个以双腿力量为基础的平衡体式，可以加强双腿肌肉力量，紧致腿部线条，稳定踝关节，提高髋关节的灵活性，增强平衡感和专注力。

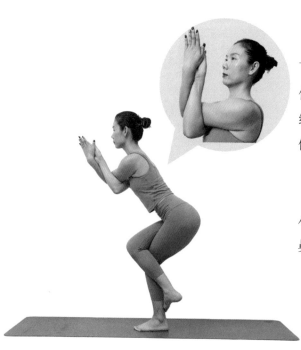

呼吸与流程

山式站姿准备，双手扶髋，屈膝下蹲，重心放在左脚，抬高右脚跟保持身体的稳定，将右腿由前向后缠绕左腿（或将右脚尖轻点在左脚外侧）。

吸气，双臂侧平举。

呼气，左上右下，双大臂交叉，小臂缠绕，双手合掌，大拇指指向鼻尖。

吸气，向上延展胸腔背部。

呼气，沉肩沉肘，臀部向后伸展。保持3~6组呼吸。

吸气，解开双腿蹬直，站立起身。

呼气，解开双手，还原至山式或反侧练习。

动作调整

1. 保持左膝指向正前方，臀部向正后方，身体摆正。

2. 保持左脚趾有力抓地，注意力集中。

瑜伽语录

身体受益于运动，心智受益于静止

舞蹈式

瑜伽语录

让身体成为行动者，让大脑成为观察者

体式介绍

舞蹈式是一个平衡类体式，能够增强腿部力量，紧致双腿线条；同时帮助打开肩和胸，改善扣肩、驼背的不良习惯，美化体态，提升气质。

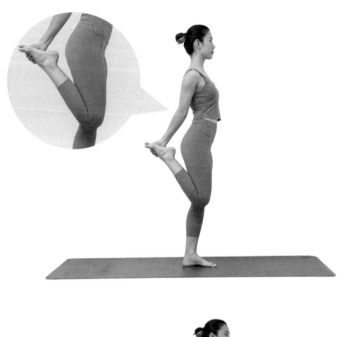

呼吸与流程

山式站姿准备，双手扶髋，重心放在左脚上，弯曲右膝，使右脚跟贴近臀部，右手掌心向外，抓住脚掌的内侧，膝盖朝下。

吸气，左手臂向上伸展，大臂贴耳。

呼气，左手及上身前倾，左臂前平举，同时打开右肩，右手拉动右脚向上抬高至两手臂平行地面；眼睛平视前方。

保持3~6组呼吸。

吸气，向上立直背部。

呼气，右手松开右脚，回到山式或反侧练习。

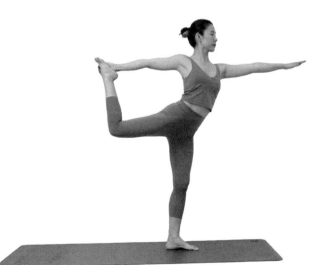

动作调整

1. 左腿蹬直，膝关节不要超伸，右腿内收不要翻髋。

2. 胸腔保持向上伸展，不耸肩。

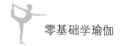
单腿站立扭转

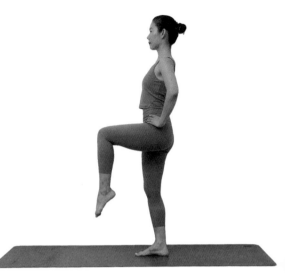

体式介绍

单腿站立扭转式是一个平衡类的体式，不仅可以提高脊柱灵活性，加强腿部、腰腹以及背部的力量，美化腿形、增强平衡感、提升专注力，还可以帮助按摩内脏器官、促进肠胃蠕动、改善便秘。

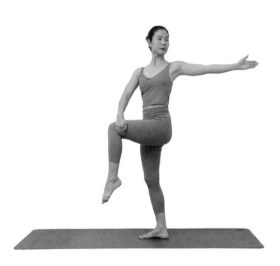

呼吸与流程

山式站姿准备，双手扶髋，双脚打开与髋同宽。

吸气，移动重心到右脚，屈左膝向上至大小腿呈 90°，绷脚背脚尖。

呼气，右手扶左膝，左手臂侧平举。

吸气，延展脊柱。

呼气，左手引领身体向左后方充分扭转。

保持 3~6 组呼吸。

吸气，回正上身。

呼气，松开右手，还原至山式或反侧练习。

动作调整

1. 始终保持骨盆摆正、脊柱向上延展。

2. 双肩放松，肩膀下沉。

3. 支撑腿微屈膝，避免膝关节超伸。

瑜伽语录

瑜伽体式要像山一样稳定，像水一样柔软

第二节　跪姿体式

　　跪姿类体式是以金刚跪姿为起点的练习。主要以四肢作为练习时的支撑点，通过减少支撑点来调节体式的运动强度，同时配合不稳定的运动元素来提高身体的整体平衡感和控制能力，强化腰腹核心肌群的力量。

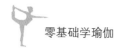

金刚跪姿

体式介绍

金刚跪姿是伸展类的体式，可以伸展大腿前侧肌肉和脚背，促进腿部血液循环，缓解双腿疲惫，促进肠道蠕动，帮助消化。

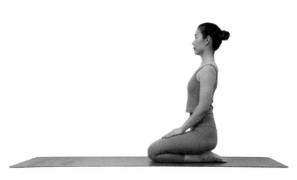

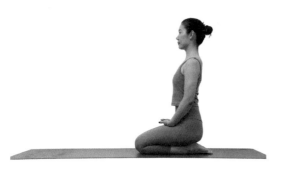

呼吸与流程

在进入动作的过程中，全程保持自然呼吸。动作完成以后，练习初期可保持 3~5 分钟，后期可尝试保持 5~10 分钟。

跪坐，双膝双脚并拢，脚背贴地，脚趾指向正后方，臀部坐在脚后跟上立直上半身，保持头部与背部在一条线，脊柱向上延展，顺畅呼吸。

动作调整

1. 若脚背不适，可以在脚背下方垫毛毯。

2. 若膝关节不适，可以在臀部下方垫瑜伽砖。

瑜伽语录

瑜伽就像一道光，规律的练习终将点亮你我的内心世界

英雄坐姿

体式介绍

英雄坐姿是伸展类体式，可以伸展大腿前侧肌肉及脚踝、脚背，帮助建立良好的足弓，改善扁平足，促进消化。

呼吸与流程

在进入动作的过程中，全程保持自然呼吸。动作完成以后，练习初期可保持 3~5 分钟，后期可尝试保持 5~10 分钟。

金刚跪姿准备，双膝并拢，小腿向两侧打开，臀部坐在双脚中间，两侧坐骨均匀压地，双脚内侧紧贴臀部两侧，脚趾指向正后方；立直上半身，胸腔上提，双手自然放在大腿上。

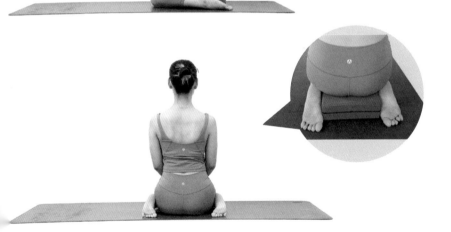

动作调整

1. 若脚背疼痛，可以在下方垫毛毯。

2. 膝关节不适者，可以在臀部下方垫瑜伽砖。

3. 保持脊柱垂直地面，双肩展开、下沉。

瑜伽语录

运动可以锻炼身体、培养德行

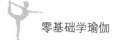

大拜式

体式介绍

大拜式是伸展类放松体式，可以使身体达到一个平静的状态，通过重力作用伸展每节椎骨之间的空间，减轻背部疼痛。

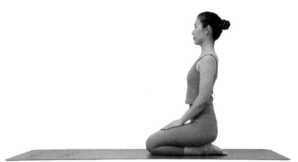

呼吸与流程

在进入动作的过程中，保持自然呼吸。动作完成以后，可保持 3~5 分钟。

金刚跪姿准备，重心向前，双手落地支撑，背部拉长向前向下俯身折叠，手掌伸远压地，手臂打开与肩同宽，保持臀部坐向脚后跟。

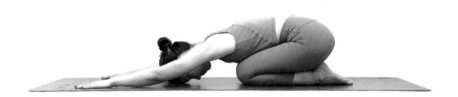

动作调整

1. 臀部坐不到脚跟，可以在头的下方垫瑜伽砖辅助。

2. 脊柱充分伸展，胸腔向头顶的方向延展。

3. 手臂向前伸展，双肩放松，掌心向下或向上。

瑜伽语录

不是柔软才做瑜伽，而是做瑜伽才柔软

板凳式

体式介绍

板凳式是跪姿体式里的常用预备动作，可以使颈部、肩、背和腰得到放松，缓解脊柱压力、缓解背痛。

呼吸与流程

在进入动作的过程中，全程保持自然呼吸。动作完成以后，可保持8组呼吸。板凳式作为跪撑类体式的预备动作，需要练习者完全掌握动作细节。

金刚跪姿准备，重心向前，双手压地支撑，双手分开与肩同宽，双膝与髋同宽，手臂与大腿分别垂直地面，腹部微收。

动作调整

1. 膝关节有压力可铺垫毛毯或前脚掌踩地支撑。
2. 背部平展，不塌陷。
3. 手肘不超伸，手掌的力量均匀分布在指腹和掌根。

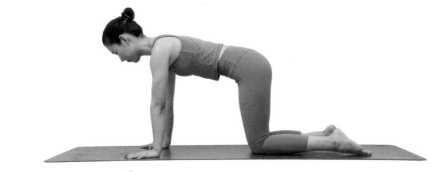

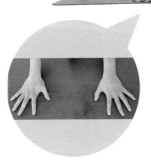

瑜伽语录

瑜伽体位法是指让身体舒适地停留在一个体式里

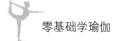
猫式

体式介绍

猫式是以猫的名字命名的体式，因其练习方式是在模仿猫的放松形态。猫式可以增强脊柱灵活性，放松肩颈，加强脊柱柔韧度，缓解脊背僵硬与疼痛。

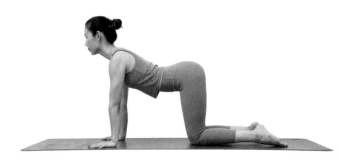

呼吸与流程

金刚跪姿，重心向前至板凳式准备，保持臀部不动。

吸气，抬头，胸腔沿头顶向斜上方充分伸展。

呼气，手推地面，收腹拱背低头，眼睛看向肚脐。

吸气，还原至板凳式或重复练习。

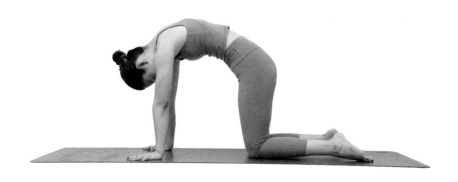

动作调整

1. 手臂伸直，手肘不要超伸。
2. 始终保持手臂与大腿垂直地面。

瑜伽语录

别许愿，去行动

🧘 猫伸展式

体式介绍

猫伸展式是在模仿猫伸懒腰的形态，可以加强脊柱和肩关节的灵活性，打开胸腔，伸展腋窝，释放压力和情绪，帮助美化体态。

呼吸与流程

金刚跪姿，重心向前至板凳式准备，保持臀部不动，大腿垂直地面，脚背铺平压地。

吸气，手臂依次向前伸展，延展脊柱将腋窝充分展开。

呼气，胸腔下沉找向地面，下巴贴地；保持 5~10 组呼吸。

吸气，双手压地，抬高胸腔。

呼气，依次收回双手，回到板凳式，还原至金刚跪姿。

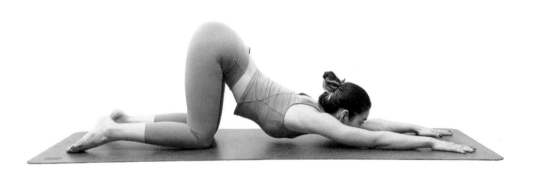

动作调整

1. 膝盖不适者可以在膝盖下方垫毛毯。

2. 注意拉伸的幅度，根据身体情况适当降低拉伸强度。

瑜伽语录

要在平凡的人生中找到自己的价值和快乐

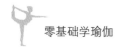

三脚猫式

体式介绍

三脚猫式又称"招财猫式"，是一个伸展类体式，与猫式略有不同，主要针对脊柱的扭转进行练习，灵活肩颈脊柱，稳定核心。

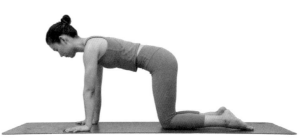

呼吸与流程

金刚跪姿，重心向前至板凳式准备，保持臀部不动。

吸气，脊背向前向上充分伸展。

呼气，左手推地，稳定骨盆、双腿，右手臂带领胸腔向右上方充分扭转打开，尝试右手臂垂直地面，眼睛看向右手指尖。

保持 3~6 组呼吸。

吸气，右手落地，身体回正。

呼气，反侧练习或还原至金刚跪姿。

瑜伽语录

不要过分努力，留点空间肆意洒脱

动作调整

扭转时，身体重心及骨盆保持稳定。

虎式

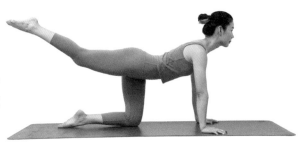

体式介绍

虎式是一个力量类的体式，可以增强脊柱柔韧性，增强腰腹核心力量和臀腿力量。

呼吸与流程

金刚跪姿，重心向前至板凳式准备。

吸气，向前延展脊柱同时伸直左腿向后抬高。

呼气，屈左膝贴向腹部，拱背收腹低头，膝盖向前寻找鼻尖。

保持3~6组呼吸或动态练习。

吸气，向前延展脊柱同时向后抬高左腿。

呼气，膝盖脚背落地回到板凳式，反侧练习或还原至金刚跪姿。

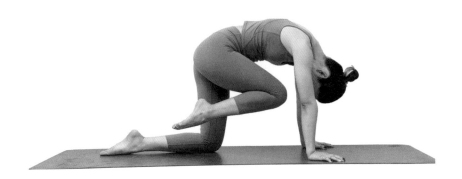

动作调整

1. 腹部核心收紧，保持支撑大腿垂直。
2. 拱背时脚背充分抬高，远离地面。

瑜伽语录

请保持"专注"

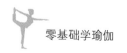

🧘 猫式平衡

体式介绍

猫式平衡是伸展兼平衡类的体式，可以伸展脊柱和四肢，紧致腰腹线条，提高身体的平衡感和专注力。

呼吸与流程

金刚跪姿，重心前移至板凳式准备，左脚背压实垫子，右腿向后伸直，脚尖向后。

吸气，伸直手臂推高胸腔，收紧腹部核心。

呼气，收紧臀腿肌肉，右腿抬高平行地面，同时向前伸直左手臂，平行地面。

保持3~6组呼吸。

吸气，还原左手和右腿回到板凳式，反侧练习或还原至金刚跪姿。

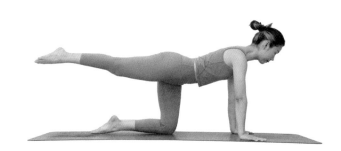

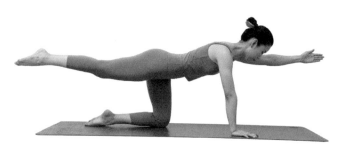

动作调整

1. 支撑腿的脚背有力下压，可减少膝盖压力，也可以选择勾脚尖，前脚掌踩地，或在膝盖下方垫毛毯。

2. 支撑手臂注意手肘微屈，不要超伸展。

3. 保持腰腹核心收紧，后背饱满，伸展的手指与脚趾前后对拉。

瑜伽语录

热爱生活，好好练瑜伽

八体投地式

体式介绍

八体投地式可以增强手臂和背部肌肉力量，提高脊柱灵活性，紧致身体线条，锻炼腹部核心。

呼吸与流程

金刚跪姿，重心向前，双手撑地，重心前移，让肩膀超过手腕，曲肘夹肋，胸腔向前向下，让下巴轻触垫子，臀部向后向上。

保持 2~3 组呼吸。

吸气，手掌推地，胸腔沿垫子向前向上滑动，手臂伸直，推高胸腔，脚背铺平。

呼气，推臀向后臀部落脚跟，手推垫子还原至金刚跪姿。

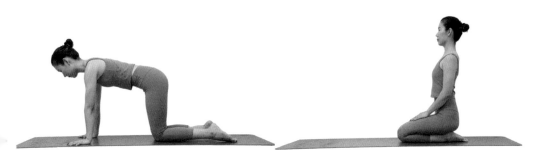

动作调整

1. 双肩放松远离双耳，脖颈拉长；视线自然看向前方。

2. 保持手肘内夹，背肌收紧。

3. 腹部收紧，臀部上提。

瑜伽语录

两耳不闻窗外事，一心专注练瑜伽

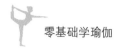

斜板式

体式介绍

斜板是手臂力量类体式，可以加强手臂支撑力与腰腹核心力量，紧致手臂与腰腹线条；是瑜伽中支撑类的经典体式。

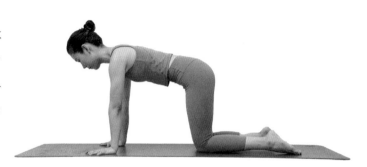

呼吸与流程

金刚跪姿准备，重心前移至板凳式。

吸气，保持上半身不动，收紧腹部核心。

呼气，依次向后蹬直双腿，回勾前脚掌踩地，脚跟蹬远。

保持 3~6 组呼吸。

吸气，屈膝跪地回到板凳式。

呼气，臀部坐向脚后跟，上半身直立还原至金刚跪姿。

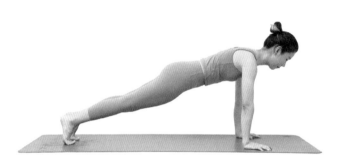

动作调整

1. 始终保持腹部核心收紧，不向下塌腰。

2. 保持身体在一条斜线上。

3. 手臂有力支撑，肘关节不超伸，背部饱满没有凹陷。

瑜伽语录

要让身体成为行动者，大脑成为观察者

简易四柱

体式介绍

简直四柱式是四柱式的简单版本，更适合初学者练习，可以有效加强手臂的支撑力量，为支撑类体式打基础。

呼吸与流程

金刚跪姿至板凳式准备。

吸气，重心向前，肩膀超过手腕。

呼气，屈肘夹紧肋骨，上身落至平行于地面，大小臂呈90°。

保持3~6组呼吸。

吸气，重心向前腹部下沉，手臂伸直，胸腔上提延展脊柱。

呼气，推臀向后臀部落脚跟，手推垫子还原至金刚跪姿。

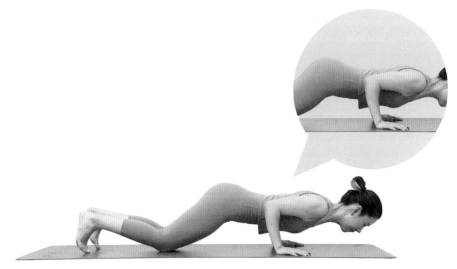

动作调整

1. 保持头部，颈椎与脊柱在一条直线上。

2. 保持手肘内夹，背肌收紧。

3. 腹部核心收紧，避免塌腰。

瑜伽语录

塑造身材的过程就是塑造一个新的自我的过程

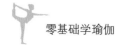

四柱式

体式介绍

四柱式是一个力量型体式，可以锻炼手臂、腹部、大腿的肌肉力量，加强核心控制力，提高腕关节的灵活性，加快全身血液流动，促进新陈代谢。

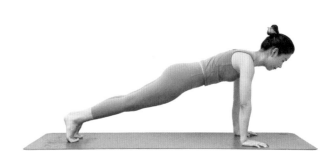

呼吸与流程

金刚跪姿准备，重心向前，双手撑地，腹部核心收紧，双腿向后蹬直，进入斜板式。

吸气，重心前移，让肩膀超过手腕。

呼气，屈手肘向后，大臂夹肋骨，让大臂与背部平行于地面，小臂垂直于地面，双腿伸直，脚跟蹬远。

保持3~6组呼吸。

吸气，手臂伸直，推高胸腔，脚背铺平垫子。

呼气，膝盖落地，推臀向后臀部落脚跟，手推垫子还原至金刚跪姿。

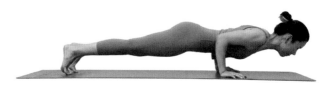

动作调整

1．始终保持手掌充分下压地面做支撑。

2．大臂保持内夹且平行于地面，手肘朝向正后方。

3．保持腰腹核心收紧，脚跟蹬远，整个身体呈一条直线，平行地面。

瑜伽语录

吸气的时候不要去想呼气

肘平板式

体式介绍

肘板式是力量类体式，可以加强手臂支撑与腰腹核心力量，紧致手臂与腰腹线条，稳定肩关节。

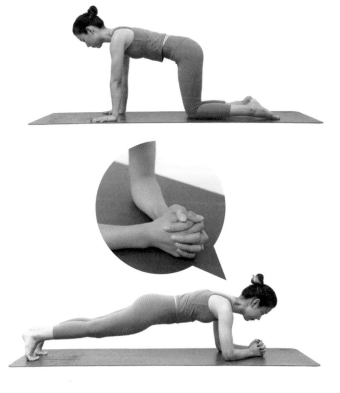

呼吸与流程

金刚跪姿准备，重心前移至板凳式。

弯曲手臂手肘落地支撑，调整手肘与肩同宽，大臂垂直于地面，双手十指相扣，拳头下压地面；保持上半身不动。收紧腰腹核心，依次向后蹬直双腿，脚尖回勾；保持整个身体呈一条直线。

保持 3~6 组呼吸。

自然呼吸屈膝跪地，臀部坐向脚后跟，上半身直立，还原至金刚跪姿。

动作调整

1. 腰腹核心收紧；不塌腰，不翘臀，身体呈一条直线。

2. 手臂充分下压，肩背部饱满没有凹陷，双腿蹬直。

瑜伽语录

把自己里里外外经营好，就是头等大事

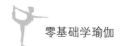

肘侧板式

体式介绍

肘侧板式是支撑力量类体式，可以稳定肩关节，同时加强腰腹核心力量，塑造腰腹线条，增强身体平衡性。

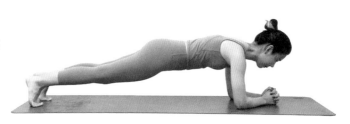

呼吸与流程

金刚跪姿准备，重心前移至板凳式。

吸气，保持上半身不动，收紧腹部核心。

呼气，依次向后蹬直双腿，双脚分开与髋同宽，回勾前脚掌踩地，脚跟蹬远，弯曲左小臂，横放于胸腔下方，手握拳压地。

呼气，双脚倒向左侧，脚内外侧缘压实垫子，右手臂向上伸展，垂直于地面。

保持 3~6 组呼吸。

交换右手肘撑地，还原脚跟，反侧练习。

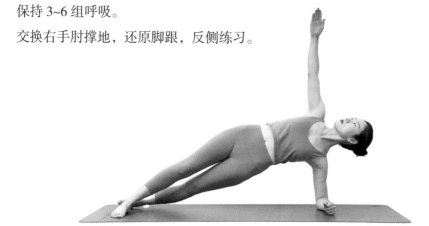

动作调整

1. 腰腹核心收紧，下侧腰收紧向上推高。

2. 髋部向前推，背部向后展，保持身体在一个平面。

3. 手臂有力支撑，肩膀充分上提。

瑜伽语录

控制呼吸，就能有效地控制情绪波动

侧板式

体式介绍

侧板式是力量类的体式，能够强化肌肉，增加全身力量，增强关节稳定性，紧致腰腹的效果尤为明显。

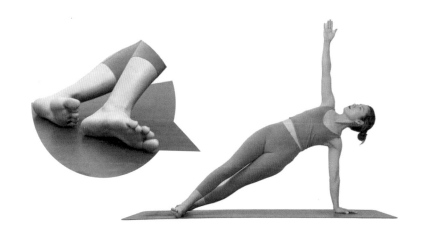

呼吸与流程

金刚跪姿准备，重心前移至板凳式，依次向后蹬直双腿，回勾前脚掌踩地，脚跟蹬远进入斜板式。

吸气，保持上半身不动，收紧腹部核心。

呼气，重心放在左手，双脚倒向左侧，脚内外侧缘压实垫子，胸腔扭转向右侧，右臂向上伸展，两手臂在一条直线且垂直于地面。

保持3~6组呼吸。

吸气，落右手于右肩下方，还原双脚，回到斜板式。

呼气，反侧练习或屈膝跪地回到金刚跪姿。

动作调整

1. 手臂伸直，肘关节不超伸。
2. 腰腹核心收紧，保持整个身体在一条斜线上。

瑜伽语录

不是瑜伽会造成伤害，而是一个人练瑜伽的方式不对会导致受伤

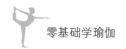

下犬式

体式介绍

下犬式是一个伸展类体式，与上犬式是"兄弟"体式，主要拉伸背部和腿部后侧肌群，有助于改善头部血液循环，增强肩关节的力量和稳定性，缓解身体疲劳。

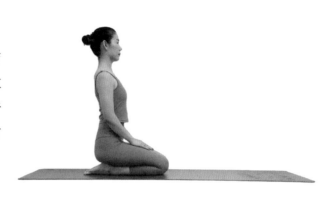

呼吸与流程

金刚跪姿至板凳式准备，勾双脚前脚掌踩地。

吸气，双膝离地，臀部向后向上推高，手臂与背部在一条直线上。

呼气，蹬直双腿，脚跟踩向地面，头部放松，眼睛看向双脚。

保持3~6组呼吸。

吸气，屈膝跪地，回到板凳式。

呼气，臀部坐向脚后跟，上半身直立还原至金刚跪姿。

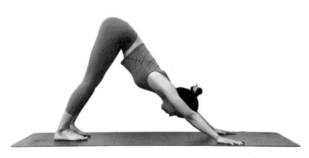

动作调整

1. 腿部后侧紧张，脚跟无法压实地面，可屈双膝保持，降低拉伸强度。

2. 大臂外旋，双肩远离双耳，手臂伸直，肘关节不超伸。

3. 手掌有力推地，虎口压实地面。

瑜伽语录

你的意识在哪里，你的呼吸就在哪里

单腿下犬式

体式介绍

单腿下犬是经典的全身伸展类体式，能够深度拉伸腿部后侧，以及手臂和背部，经常练习可以锻炼腿部柔韧度，美化腿部线条，同时帮助打开肩关节和胸腔，伸展腰背部。

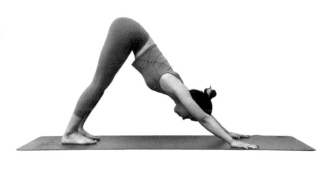

呼吸与流程

金刚跪姿至板凳式准备，勾双脚推臀向后向上进入下犬式，重心移动到左脚。

吸气，抬右腿向后向上，绷直脚背，脚尖向斜上方伸展。

呼气，蹬直左腿，脚掌踩实地面。

保持 3-6 组呼吸。

吸气，收回右腿，回到下犬式。

呼气，反侧练习或还原至金刚跪姿。

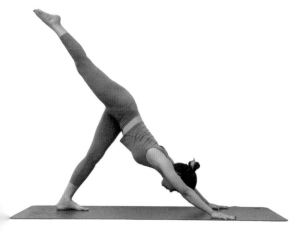

动作调整

1. 双手均匀发力，重心在双手之间。

2. 骨盆摆正，不翻髋；背部和左腿在一条直线。

3. 高血压、心脏病患者酌情练习。

瑜伽语录

瑜伽体式的练习，应当是滋养而非消耗

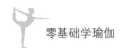
🕺 高位虎式

体式介绍

高位虎式是力量类体式，能够增强手臂支撑与核心力量，建立肩关节的稳定性，同时紧致腰腹与腿部线条。

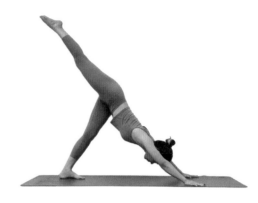

呼吸与流程

金刚跪姿至板凳式准备，勾双脚推臀向后向上进入下犬式，重心移动到左脚。

吸气，抬右腿向上，脚背绷直到单腿下犬式。

呼气，屈右膝紧贴腹部，重心前移，收腹拱背低头，右膝向前靠近鼻尖。

保持 3~6 组呼吸（或动态练习 3~5 组）。

吸气，蹬右腿向后抬高，回到单腿下犬式。

呼气，落左脚回到下犬式，还原至金刚跪姿或反侧练习。

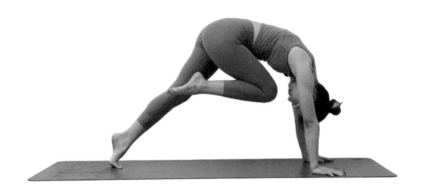

动作调整

1. 腰腹核心与大腿始终收紧，大腿尽量贴腹部。

2. 手臂力量不松懈，肘关节不超伸。

瑜伽语录

瑜伽练习中最难的部分是开始

门闩式

体式介绍

门闩式是一个伸展类体式，可以增强脊柱与髋关节的灵活性，缓解背部僵硬，促进骨盆区域血液循环。

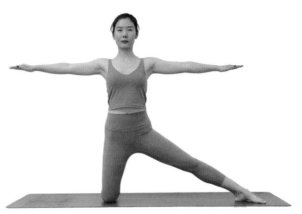

呼吸与流程

金刚跪姿准备，双手扶髋，臀部向上抬高，上身直立，左腿向左侧伸直打开，脚尖向外，脚掌踩地，脚跟与右膝保持在一条直线，髋部摆正，右大腿垂直于地面。

吸气，伸展脊柱向上，双手打开侧平举。

呼气，背部向左下侧弯，左手轻搭左小腿或脚踝上方，右手臂贴耳朵沿头顶方向伸展。

保持3~6组呼吸。

吸气，右臂向上带动背部立直回正。

呼气，双手扶髋，收回左腿，还原至金刚跪姿或反侧练习。

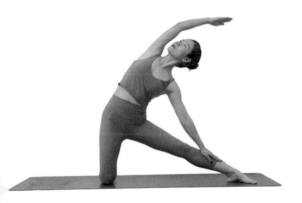

动作调整

1. 左腿伸直，膝关节不超伸，大腿内肌肉收紧，手不过度下压。

2. 髋部向前推，背部后展，身体保持在一个平面。

瑜伽语录

没有人能代替你练习瑜伽时所经历的层层磨炼，也没有人能抢走你挥洒汗水后得来的健康与自信

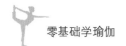

🧘 新月式

体式介绍

新月式是一个伸展类体式，能够充分拉伸大腿前侧、髋部和腹部肌肉，提高髋关节的灵活性，增强脊柱柔韧度，改善含胸驼背的不良体态。

瑜伽语录

生活如镜像，你是美好的，生活就是美好的

动作调整

1. 后方脚背持续有力下压，可减少膝盖的压力，如膝盖不适可铺垫毛毯。

2. 若感到腰背压力过大，可选择脊背垂直，不做过度后展后弯。

呼吸与流程

金刚跪姿进入下犬式准备，左脚向前放于左手内侧，保持左小腿垂直；右腿向后充分伸展，膝关节及小腿脚背落地，脚背压实地面，双手扶地。

吸气，抬头，上提胸腔，双臂体侧打开带动背部向上立直，手臂与背部呈一条直线，垂直于地面。

呼气，腹部内收，髋部下沉，手臂带动身体后展后弯。

保持3~6组呼吸。

吸气，手臂带动背部立直回正。

呼气，双臂由体侧还原至左脚两侧支撑；右腿膝关节离地，右脚前脚掌踩地，臀部向后向上抬高，左脚向后还原至下犬式。

反侧练习。

龙式

体式介绍

龙式是一个深度拉伸类体式，能够充分拉伸大腿的前侧和后侧，提高髋关节的灵活性，增加脊柱柔韧度，美化体态。龙式是新月式的进阶体式。

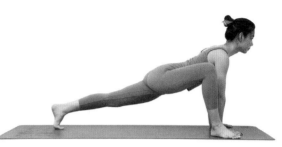

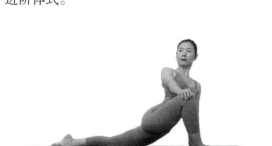

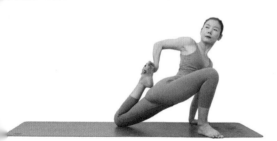

呼吸与流程

从金刚跪姿进入下犬式。

吸气，右脚向前一大步，落于右手外侧，脚掌向外展开，膝盖朝向脚尖，右小腿充分外展，远离腹部。

呼气，保持右小腿垂直，左腿伸直，脚跟蹬远，手掌压地支撑，双臂垂直地面。

吸气，胸腔向前向上伸展。

呼气，臀部下沉，脚跟持续发力向后蹬。

保持 3~6 组呼吸（感受大腿前侧和后侧的强烈伸展）。

吸气，手掌推地，臀部向上抬高。

呼气，左脚向后还原至下犬式。

反侧练习或还原至金刚跪姿。

动作调整

1. 始终保持前方小腿垂直地面，膝盖跟脚尖保持方向一致。

2. 后方膝盖点地，脚背铺平，手扶膝盖，胸腔扭转向右；或手抓脚靠近臀部加强难度。

3. 不要驼背，保持胸腔充分向前伸展，可尝试屈肘落地支撑，加深拉伸强度。

瑜伽语录
吸气的时候只专注于当下这个吸气

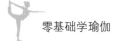
云雀式

体式介绍

云雀式是一个伸展类的体式，能够提高髋关节柔韧度，增加脊柱灵活度，有助于打开胸腔，改善扣肩驼背的不良体态，美化身体曲线。

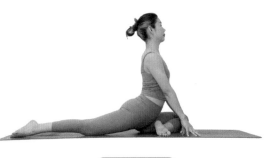

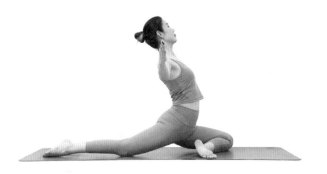

呼吸与流程

金刚跪姿进入下犬式准备，抬高脚跟，重心前移，左腿向前，屈膝将小腿放于双手后侧；左膝盖靠近左手掌根处，将骨盆转正朝前，右膝落地脚背铺平，大腿前侧贴向地面，脚尖指向正后方臀部收紧，微向上抬高，保持身体的稳定。

吸气，背部向上伸展立直双臂侧平举打开。

呼气，双肩下沉放松，掌心向上，颈部伸展，眼睛看向前方

保持3~6组呼吸。

吸气，上身回正，前手落地支撑。

呼气，右脚前脚掌踩地，膝关节离地，臀部向后向上抬高撤左腿向后还原至下犬式。

反侧练习。

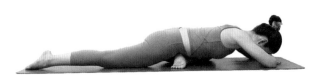

瑜伽语录

少琢磨别人，多雕刻自己

动作调整

1. 保持髋部摆正，后方大腿内旋贴地。
2. 腰背不适可以使用毛毯将左臀垫高。

半神猴式

体式介绍

半神猴式是一个伸展类体式，重点加强腿部后侧柔韧度，伸展脊背，通常与新月式串联在一起练习。

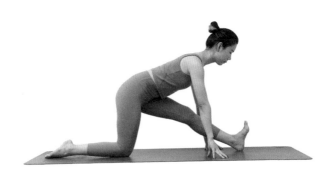

呼吸与流程

金刚跪姿进入下犬式准备，左脚向前一大步，落于左手内侧，保持左小腿垂直于地面。

吸气，右腿向后充分伸展，膝盖点地，脚背平铺于地面有力下压。

呼气，手指尖点地，蹬直左腿，臀部向后，右大腿垂直地面。

吸气，向前伸展胸腔和整个背部。

呼气，再次蹬直左腿，勾脚尖向上，臀部向后推，屈肘，使腹部向下靠近左腿。

保持3~6组呼吸，感受左腿后侧强烈的伸展，以及脊背的伸展。

吸气，伸直手臂，抬高胸腔，屈左膝，脚掌踩地，还原至左小腿垂直地面。

呼气，手掌推地支撑，后方右脚尖内勾点地，臀部向后向上抬高，左脚向后还原至下犬式。

反方向练习。

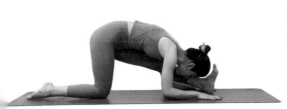

动作调整

1. 保持骨盆摆正，臀部不要向一侧过度偏移。

2. 保持背部的伸展，不要含胸弓背。

3. 根据身体情况，循序渐进地加深体式，避免过度伸展。

瑜伽语录

瑜伽，柔软其身，强大其心

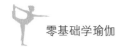
海豚式

体式介绍

海豚式是一个力量型体式，是头肘倒立的预备体式，可以强化手臂力量和肩部稳定性，缓解肩背疼痛。

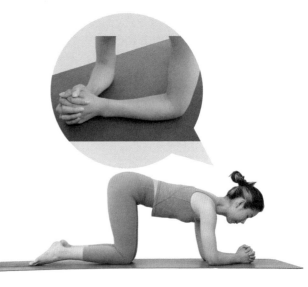

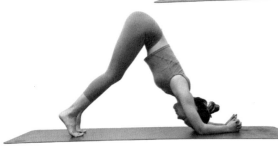

动作调整

1. 保持头、肩与背呈一条直线。

2. 腹部内收，肋骨上提，保持臀部向上。

3. 腿后侧紧张者，可弯曲双膝，抬高脚跟，降低伸展强度。

呼吸与流程

金刚跪姿准备，重心向前移动至板凳式，屈肘小臂落地支撑，手肘打开与肩同宽，双手十指相扣。

吸气,脚尖回勾踩地,蹬直双腿臀部向上推高。

呼气，手臂推地，肩背向后推高推远，双肩远离双手，颈部放松眼看双脚；蹬直双腿，脚跟踩向地面。

保持3~6组呼吸。

吸气，屈膝点地，回到板凳式

呼气，重心向后还原至金刚跪姿。

瑜伽语录

做瑜伽吧，去遇见更好的自己

🧘 卧英雄式

体式介绍

卧英雄式是一个伸展类体式，可以有效地伸展腹部与大腿前侧肌肉，按摩腹脏器官，促进骨盆区域血液流动，滋养卵巢，帮助建立足弓，改善扁平足。

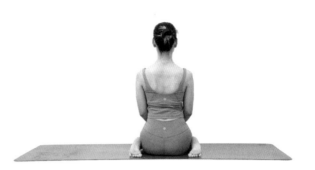

呼吸与流程

英雄坐姿准备，双手握脚心，依次屈手肘触地，有控制地让后脑勺、肩膀与后背着地。

吸气，双臂向上伸展过头顶，互抱手肘。

呼气，腰背放松自然下沉。

保持6~8组呼吸。

吸气，收回双臂置于身体两侧。

呼气，手肘下压地面，缓慢起身，还原至英雄坐姿。

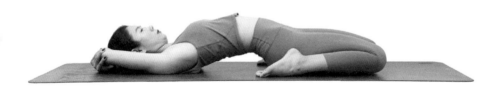

动作调整

1. 双肩放松，胸腔展开，腋窝舒展。

2. 小腿胫骨与脚背压地，双膝与髋同宽，不要过度打开；脚背或双膝压力过大时，可在背部下方垫毛毯或抱枕支撑。

3. 有椎间盘疾病者，膝盖足踝损伤者酌情练习。

瑜伽语录

美好的不只有瑜伽，更有练瑜伽的你

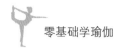

鸽子式

体式介绍

鸽子式是瑜伽中的经典体式，能够提高身体整体柔韧度，塑造美化身体线条，提升气质。

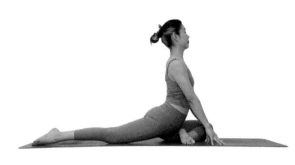

瑜伽语录

一份努力，一份美丽

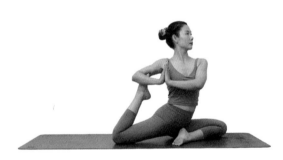

呼吸与流程

金刚跪姿进入下犬式准备，抬高脚跟，重心前移，左腿向前，屈膝将小腿放于双手后侧；左膝盖靠近左手掌根处，将骨盆转正朝前，右膝落地脚背铺平，大腿前侧贴向地面，脚尖指向正后方，臀部收紧，保持身体稳定。

吸气，双手指尖推地背部向上伸展立直，左手在左大腿外侧压地支撑。

呼气，胸腔向右扭转，使左肩朝向左膝方向；弯曲右膝，右手抓右脚，带动脚尖置于右手肘内侧，保持身体的稳定，将双手在胸前相扣或合掌。

吸气，背部再次向上伸展。

呼气，右脚尖向后推远，帮助打开右侧胸腔。

保持3~6组呼吸。

吸气，解开双手落回左膝两侧作支撑，还原右腿右脚向后伸展。

呼气，后方右脚尖回勾点地，双手压地，臀部向后向上抬高，左腿向后到下犬式，反侧练习或还原金刚跪姿。

动作调整

1. 保持左腿外侧落地作支撑，若落不到地面可以铺垫毛毯。

2. 保持后方大腿前侧贴向地面，不要向外翻髋，否则容易身体不稳定。

3. 身体紧张者，可停留在右手抓右脚这一步，尽量使脚跟靠近臀部即可。

骆驼式

体式介绍

骆驼式是瑜伽中经典的后弯类体式，能够加强脊柱柔韧度，帮助打开胸腔，改善脊背的僵硬和疼痛，同时让体态更加挺拔，提升气质。

呼吸与流程

金刚跪姿准备，双手扶髋，向上抬高臀部，双膝双脚分开与髋同宽，将两脚脚尖内勾点地作支撑，臀部向下坐到脚跟上，双手抓握两脚脚跟。

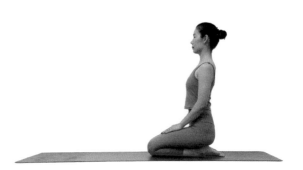

吸气，臀部向前向上推高，重心向前推，同时展开胸腔充分向上推高，下巴微收，眼看鼻尖。

保持 3~6 组呼吸。

吸气，将臀部有控制地落回脚跟，双手扶髋。

呼气，放平脚背，还原至金刚跪姿。

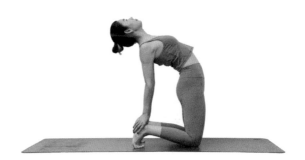

动作调整

1. 臀部向前推，保持大腿垂直于地面。

2. 膝盖有压力可铺垫毛毯；始终保持胸腔充分打开，可有效减少腰部挤压的压力。

3. 腰部不适时，可酌情降低练习强度。

> **瑜伽语录**
>
> **瑜伽的平衡，也是生活的平衡**

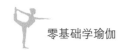
🧘 牛面式

体式介绍

牛面式可以提高肩背柔软度，重点加强肩关节的灵活度，帮助打开胸腔和提升肩关节的灵活度。长期久坐办公室人群和学生可多练习这个体式，帮助改善驼背扣肩的不良习惯，美化身体姿态。

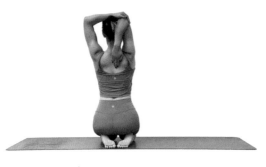

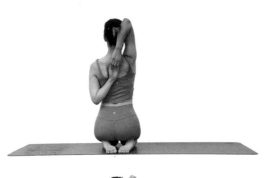

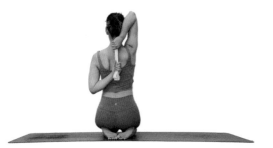

呼吸与流程

金刚跪姿准备，背部保持向上伸展。

吸气，右手臂体侧向上高举过头，大臂贴向耳朵。

呼气，弯曲右手臂，使右手掌置于颈部后侧两肩胛骨中间；弯曲左手臂向背后，双手在背后相扣（或将左手向上抓住右手肘，帮助右手肘向后打开）。

吸气，抬头，目视前方，保持背部向上充分伸展。

呼气，双肩下沉放松。

保持 3~6 组呼吸。

吸气，松开双臂。

呼气，还原至金刚跪姿，反侧手臂练习。

动作调整

1. 保持背部立直，金刚跪姿脚背疼痛时，可铺垫毛毯。

2. 始终保持头颈摆正，不低头；双手不能相扣时可借助伸展带。

瑜伽语录

擅长就是：坚持坚持，日复一日，年复一年

第三节　坐姿体式

　　坐姿类体式是以坐山式为起点的练习。该部分练习的稳定性会更好一些，适合不同阶段的练习者。该类别主要围绕脊柱及下肢进行练习，同时，还融入了一些加强腰腹力量的训练，能够有效强化核心力量，改善背部肌肉僵硬和疼痛。

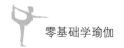
坐山式

体式介绍

坐山式是瑜伽中所有坐姿体式的预备体式，顾名思义，就是要坐得像大山一样稳定而挺拔。经常练习可以帮助养成良好的坐姿习惯，美化身体姿态，提升气质的同时减轻肩颈压力。

呼吸与流程

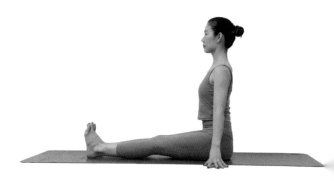

在进入动作的过程中，全程保持自然的呼吸。动作完成以后，练习初期可保持3~5分钟，后期可尝试保持5~10分钟。

坐姿准备，双腿向前蹬直，勾脚尖向上，脚掌垂直于地面，脚跟蹬远。

双脚并拢或分开与髋同宽。

脊背立直垂直于地面，两侧坐骨均匀承重。

腹部内收，胸腔上提，肩部下沉，手臂自然放置于体侧，指尖点地。

颈部伸展，下颌微收，头部中正且向上伸展，眼睛目视前方。

保持3~6组呼吸。

动作调整

1. 脊背坐不直时，膝关节可微屈，保持膝盖朝上。

2. 始终保持背部向上伸展，不要驼背。

3. 双肩展开下沉，不要耸肩。

瑜伽语录

练习瑜伽多久才能有效果？当你忘记时间，开始专注练习的时候就有效果了

至善坐

体式介绍

至善坐是瑜伽中一种常用的盘坐姿式，在练习呼吸冥想和热身的时候经常使用。可以帮助养成挺拔的背部姿态，同时加强脚背的柔软度。

呼吸与流程

在进入动作的过程中，保持自然的呼吸。动作完成以后，练习初期可保持 3~5 分钟，后期可尝试保持 5~10 分钟。

坐山式准备，先将右腿向外打开，弯曲左膝向外展，脚心向上，脚跟贴近耻骨；再弯曲右膝向外展，右脚背贴地，置于左脚的前侧；调整脊背向上伸展，脊背垂直于地面；双肩放松下沉，目视前方，双手搭放在双膝上或者自然放在身体两侧（指尖点地）。

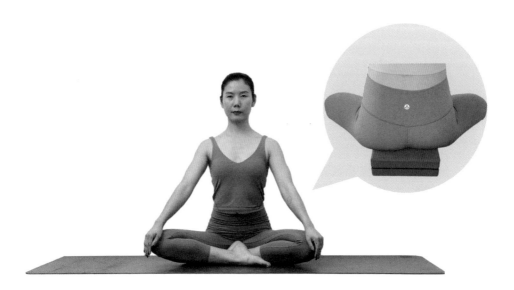

动作调整

1. 充分转动脚背，使脚背平贴地面。
2. 始终保持背部向上伸展立直，不驼背。
3. 双肩后展下沉，不耸肩，不扣肩。

瑜伽语录

你练过的瑜伽，刻在你的身体里、骨子里和气质里

105

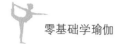

🧘 莲花坐

体式介绍

莲花坐是瑜伽中经典的盘坐体式，常用于呼吸冥想和热身时，练习初期建议从半莲花坐开始，左右交替，慢慢过渡至完整的莲花式。经常练习莲花坐可以加强脚背的柔软度，提高髋关节灵活性，促进骨盆区域血液循环，提高专注力。

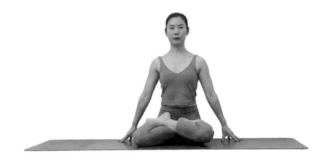

呼吸与流程

在进入动作的过程中，全程保持自然的呼吸。动作完成以后，练习初期可保持 3~5 分钟，后期可尝试保持 5~10 分钟。

坐山式准备，弯曲右膝，右大腿充分外展，将脚背紧贴在左大腿上方，翻转脚心向上，脚跟靠近腹股沟处。

弯曲左膝，将左脚抬起，放置右侧腹股沟；脊柱延展，双手扶膝，双肩放松后展下沉。

反方向练习（先屈左膝）。

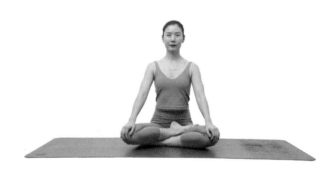

动作调整

1. 避免脚踝疼痛，尽量将脚背或脚踝向上放于大腿根处。

2. 可循序渐进，刚开始从单侧的半莲花坐开始练习，时间不要停留太久，量力而行。

瑜伽语录

瑜伽无法使你在一夜之间蜕变，而你的耐心、激情和坚持，可以帮你达成所愿

单腿背部伸展式

体式介绍

单腿背部伸展式是瑜伽中常用的拉伸类体式，主要针对腿部后侧柔韧度进行练习，同时伸展背部，缓解背部紧张与疼痛。

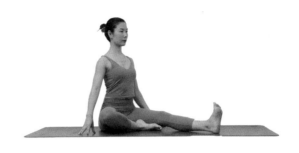

呼吸与流程

坐山式准备，弯曲右膝，右脚掌踩于左大腿内侧地面，右腿外展打开；保持骨盆摆正，面朝正前方。

吸气，双臂体侧向上举过头顶，掌心相对。

呼气，上身从髋部向前向下折叠45°；保持背部不动，双手自然落在左小腿外侧。

吸气，向斜上方伸展背部。

呼气，上身继续向下折叠，尝试将上半身靠近左大腿。

保持 3~6 组呼吸。

吸气，双臂带动背部立直向上。

呼气，双臂体侧还原落地，向前蹬直右腿，还原至坐山式或反侧练习。

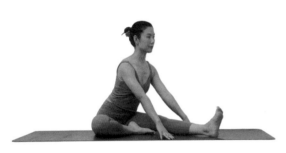

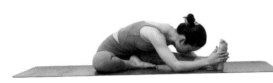

动作调整

1. 保持髋部摆正，朝向正前方，保持蹬直腿的脚尖回勾，加强拉伸强度。

2. 保持背部伸展，不驼背，不耸肩。

3. 根据身体情况量力而行，可屈膝增加脊柱前屈幅度或双手抓脚增加腿部伸展。

瑜伽语录

等风来，不如追风去，向你定下的练习目标前进

107

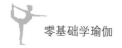

苍鹭式

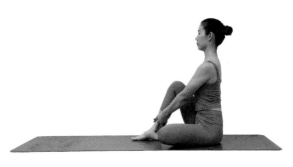

体式介绍

苍鹭式是伸展类体式，能够提高双腿柔韧度，使腿部线条更纤细，提高髋关节的灵活性。

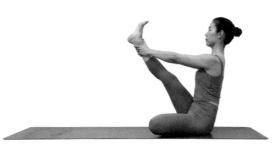

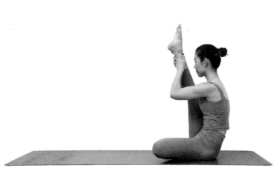

呼吸与流程

坐山式准备，弯曲左膝，左脚踩于右大腿内侧；弯曲右膝，脚掌踩地，双手抓住右脚踝。

吸气，脊柱延展同时向上蹬直右腿，脚跟蹬高。

呼气，核心收紧，屈手肘，双手拉右腿靠近胸腹部。

保持3~6组呼吸，去感受腿部后侧的伸展。

吸气，手臂放松伸直。

呼气，屈右膝，右脚落地，解开双手伸直右腿，收回左腿向前伸直，还原至坐山式或反侧练习。

动作调整

1. 保持背部立直伸展，可加深体式至右腿完全贴实上身。

2. 双肩下沉放松，不要耸肩。

3. 两侧臀部完全坐实垫子。

瑜伽语录

瑜伽，一半是生活，一半是哲学

双腿背部伸展式

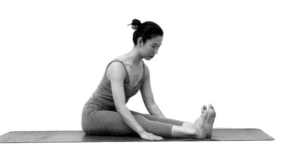

体式介绍

双腿背部伸展式是瑜伽中常用的拉伸类体式，属于基础拉伸体式，是单腿背部伸展式的加强版本，重点加强腿部后侧柔韧度，同时伸展背部，减少背部紧张与疼痛。

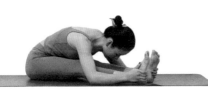

瑜伽语录

体式，一半是柔韧，一半是力量

动作调整

1. 保持脚尖回勾，加强拉伸强度，或借助伸展带降低拉伸强度。

2. 保持背部伸展，不驼背，不耸肩。

3. 折叠的深度，根据身体情况调节，避免拉伤，可小幅度折叠状态下适当延长拉伸时长。

呼吸与流程

坐山式准备，保持骨盆摆正，面朝正前方；双手指尖点地，分别放于臀部两侧。

吸气，双臂自体侧向上高举过头，掌心相对。

呼气，双臂带动背部，上身从髋部向前向下折叠至45°；保持背部不动，双手自然落在小腿外侧或抓住两脚踝。

吸气，向斜上方伸展背部。

呼气，上身继续向下折叠，尝试将上半身靠近双腿，或加深至腹部、胸腔、额头依次贴向双腿。

保持3~6组呼吸。

吸气，双臂带动背部立直向上。

呼气，双臂自体侧还原落地，还原至坐山式。

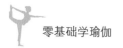

束角式

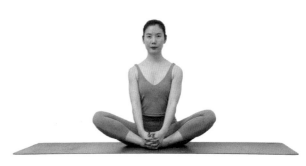

体式介绍

束角式是一个伸展类体式，可以提高髋关节的灵活性，伸展放松大腿内侧肌肉，促进骨盆区域血液循环，缓解痛经，是经期瑜伽练习的首选体式。

呼吸与流程

坐山式准备，弯曲双膝向外展开，两脚心相对，双手环抱脚尖，调整脚跟到臀部的距离，使髋部感受到放松舒展为宜。

吸气，延展脊柱向上，双肩放松下沉。

呼气，髋关节放松，双膝外展沉向地面。

保持 3~6 组呼吸。

吸气，解开双手，双腿并拢。

呼气，双腿向前伸直还原至坐山式。

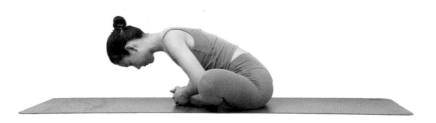

动作调整

1. 保持背部直立，脊柱延展。

2. 若感到大腿内侧与髋部紧张，可在臀部下方垫毛毯练习。

3. 上身由髋部向前向下折叠，手肘抵膝内侧加深体式。

瑜伽语录

能一年四季坚持练瑜伽的人，一定最懂得爱自己

转躯触趾式

体式介绍

转躯触趾式是一个扭转类体式，可以提高脊柱灵活性、强化背部肌群、缓解肩背疼痛、减少侧腰脂肪堆积、促进肠胃蠕动、缓解便秘。

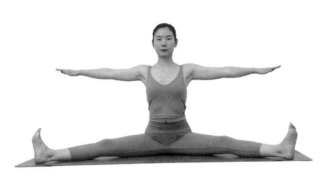

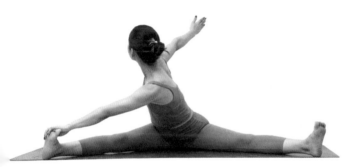

动作调整

1. 保持勾脚，双腿向下压实地面，腿部肌肉收紧。

2. 保持脊柱伸展，双肩放松。

3. 坐骨坐实，臀部不要离开垫子。

呼吸与流程

坐山式准备，双腿向两侧充分打开，调整臀部肌肉，两侧坐骨均匀承重，坐实垫子，膝窝伸展，膝盖脚尖摆正指向天花板。

吸气，双手打开侧平举，延展脊柱。

呼气，左手抓右脚掌外侧，右手臂抬高向上向后，带领身体向右后旋转。

保持3~6组呼吸。

吸气，松开左手，回正身体，双手则平举。

呼气，反方向练习。

瑜伽语录

令人上瘾的不是瑜伽，而是练习后挺拔的身姿、轻盈的步伐、饱满的精神以及与众不同的气质

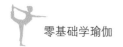

坐角式

体式介绍

坐角式是一个伸展类体式，可以伸展腿部，拉伸大腿内侧和后侧，美化腿部线条，促进骨盆区域血液循环，缓解坐骨神经痛，同时可以滋养卵巢，改善痛经。

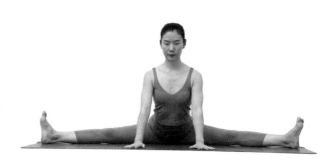

呼吸与流程

坐山式准备，双腿向两侧充分打开，拨动臀部肌肉让坐骨坐实垫子，膝窝伸展，膝盖脚尖摆正指向天花板，指尖在体前触地。

吸气，延展脊柱胸腔上提。

呼气，双手向前移动，带领上身向前向下，腹部贴向地板方向，尝试额头轻触地板。保持 3~6 组呼吸。

吸气，手掌推地缓慢收回上身。

呼气，收回双腿，还原至坐山式。

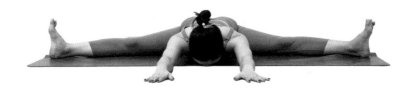

动作调整

1. 保持勾脚，双腿向下压实地面，腿部肌肉收紧，避免拉伤。

2. 保持背部伸展，不要弓背；坐骨坐实，臀部不要离开地面，适度拉伸。

3. 这是一个帮助开髋的体式，练习以后可以双腿并拢左右摆动来帮助腿部放松。

瑜伽语录

唯有热爱，可抵岁月漫长

坐姿侧伸展

体式介绍

　　坐姿侧伸展是一个伸展类体式，可以加强脊柱灵活度、拉长侧腰肌肉，紧致和美化腰线，同时可以拉伸腿部与手臂肌肉，减少脂肪堆积。

呼吸与流程

　　坐山式准备，左腿向左侧充分打开，向上勾左脚尖；弯曲右腿，右脚跟靠向耻骨。

　　吸气，双手侧平举，脊柱伸展向上。

　　呼气，上身向左向下，左手反手抓握左脚掌内侧；右手掌心向左，大臂贴耳沿头顶方向伸展；转动头部，视线透过右侧腋窝看向天花板。

　　保持 3~6 组呼吸，加深侧弯。

　　吸气，左手松开左脚，右手臂向上带动上身直立起身。

　　呼气，还原至坐山式或反方向练习。

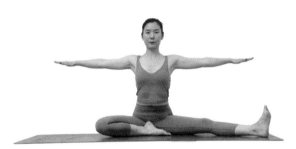

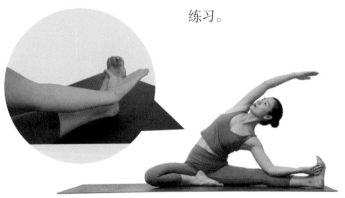

动作调整

　　1. 侧弯时坐骨坐实地面，臀部不翘起。

　　2. 保持胸腔与背部充分伸展，不驼背不扣肩。

　　3. 可尝试加深体式：在双腿向两侧充分打开的基础上做侧弯。

瑜伽语录

练习瑜伽是和自己的相处，不是和别人的比赛

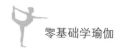

坐姿脊柱扭转

体式介绍

坐姿脊柱扭转可以有效增强脊柱的灵活性，伸展时还有按摩腹部器官；减少因长期久站久坐带来的背部僵硬和疼痛，有效舒缓脊背的紧张和压力，同时帮助养成优美挺拔的体态，促进肠胃蠕动。

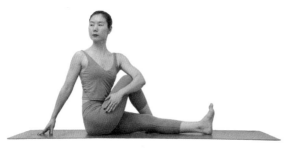

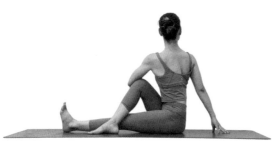

动作调整

1. 保持背部垂直于地面，不要弓背。
2. 肩膀主动向后打开、下沉，辅助扭转。

瑜伽语录

一点点改变，好过一成不变

呼吸与流程

坐山式准备，弯曲右腿，将右脚踩在左膝盖外侧，双手十指相扣抱住右小腿。

吸气，延展脊柱背部，左手臂自体侧向上伸展。

呼气，脊柱向右侧扭转，左手臂环抱或大臂抵住右大腿外侧；右肩充分后展，右手放置腿部后侧指尖点地，眼睛看向右后方。

吸气，保持脊柱向上伸展。

呼气，借助左手臂推右腿的力，尝试加深扭转。

保持3~6组呼吸。

吸气，头部及身体回正。

呼气，伸直右腿，还原至坐山式或反侧练习。

半船式

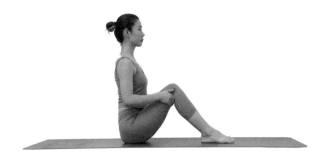

体式介绍

半船式是平衡与力量类体式，能够加强腰腹核心力量，增强平衡力与身体的控制力。

呼吸与流程

坐山式准备，屈双膝脚踩地，双手扶膝窝，双脚打开与髋同宽。

吸气，收紧腹部，保持脊柱延展，重心向后倾至双脚变轻。

呼气，核心发力带动双脚向上，小腿与地面平行，脚背绷直，大腿充分靠近腹部。

吸气，双手向前平举，掌心相对。

保持 3~6 组呼吸，去感受核心收紧，更加稳定。

吸气，双手扶膝窝，落脚踩地。

呼气，重心前移，蹬直双腿回到坐山式。

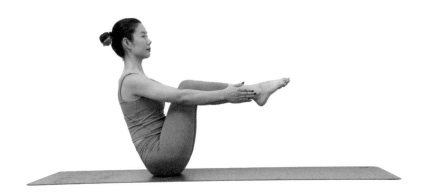

动作调整

1. 保持脊柱延展，核心稳定。
2. 肩膀放松，不耸肩。

瑜伽语录

享受每一次呼吸，热爱每一个当下

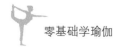
⋔ 船式

体式介绍

船式是一个平衡类体式，主要是通过腰腹及腿部肌肉来控制身体的平衡；坐骨不适或骶骨较大的练习者应当坐在柔软的垫子上练习。

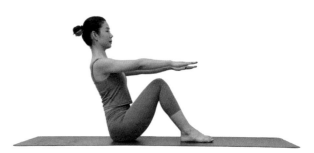

呼吸与流程

坐山式准备，屈双膝双脚踩地，双手扶膝窝，双脚打开与髋同宽。

吸气，延展脊柱，双手臂前平举，收紧腹部。

呼气，背部重心向后倾斜，以臀部为支点，抬双脚离地，双腿向上伸直抬高，脚背绷直，大腿尽量贴近腹部。

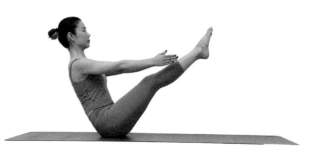

保持 3~6 组呼吸，去感受核心收紧，让身体更加稳定。

吸气，双脚落地，双手环抱小腿。

呼气，重复练习或还原至坐山式。

瑜伽语录

外在世界纷繁复杂，内观自己才会安定

动作调整

脊柱保持延展，核心稳定，肩膀放松。

V 式

体式介绍

V 式是拉伸与平衡结合的体式，能够加强腰腹核心力量，紧致腰腹线条，增强身体平衡力，美化腿部线条。

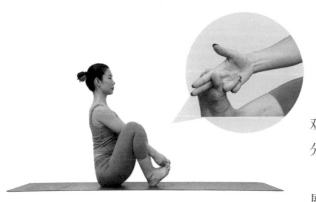

呼吸与流程

坐山式准备，屈双膝双脚踩地，双脚打开与髋同宽；双手前三手指分别抓住双脚大脚趾。

吸气，收紧腹部，保持脊柱延展，背部后倾至双脚变轻。

呼气，保持核心稳定，双腿向上蹬直，双脚并拢，手指脚趾力量对抗，手臂伸直，眼看脚趾。

保持 3~6 组呼吸。

吸气，屈膝，双脚踩地。

呼气，松开双手，蹬直双腿回到坐山式。

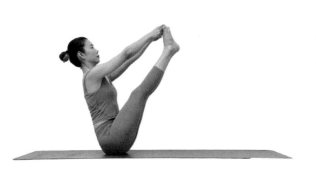

动作调整

1. 保持脊柱延展，核心稳定。
2. 肩膀放松，不耸肩。
3. 保持手和脚相互对抗，使身体稳定。

瑜伽语录

练习瑜伽的意义是身心和谐与平衡

117

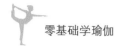

大 V 式

体式介绍

大 V 式是拉伸与平衡相结合的体式，能够加强核心力量，增强平衡力，同时提高髋关节灵活性，美化腿部线条。

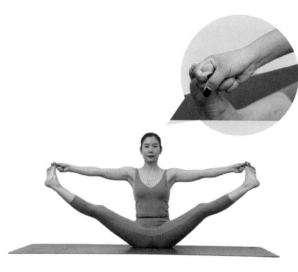

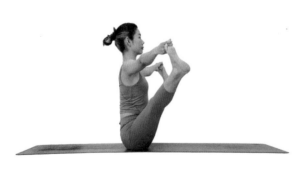

呼吸与流程

坐山式准备，屈双膝双脚踩地，双脚打开与髋同宽；双手前三手指分别抓住双脚大脚趾。

吸气，收紧腹部，保持脊柱延展，背部后倾至双脚变轻。

呼气，保持核心稳定，依次向两侧蹬直双腿，两腿充分打开，两手臂呈一条直线且平行地面；手指脚趾力量相互对抗，双腿主动收紧上提，眼看前方。

保持 3~6 组呼吸。

吸气，双手拉动双脚回到 V 式。

呼气，屈膝，双脚踩地，蹬直双腿回到坐山式。

动作调整

1. 保持脊柱延展，核心稳定。

2. 肩膀放松，不耸肩。

3. 保持手和脚相互对抗，使身体稳定。

瑜伽语录

当呼吸不定时，人的思想会游离不定

桌子式

体式介绍

桌子式是手臂支持的力量类体式，体式的样子就像是一张桌子，可以锻炼手臂的力量，紧致身体曲线。

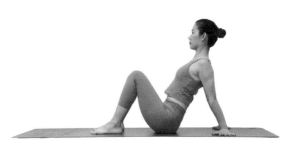

做法一：双手桌子

呼吸与流程

坐山式准备，屈膝脚踩地，身体重心向后，双手放在臀部后方，离臀部一手掌的距离，指尖朝外。

吸气，双手推地，充分伸展脊柱。

呼气，双脚蹬地，收紧臀肌，推动臀部向上抬高，微收腹部，展开胸腔，微收下巴看鼻尖，保持手臂垂直，躯干和大腿平行于地面。

保持3~6组呼吸。

吸气，微屈肘，臀部落地，上身回直。

呼气，蹬直腿回到坐山式。

瑜伽语录

坚持练习瑜伽的女性，优雅美丽会一直陪你到老

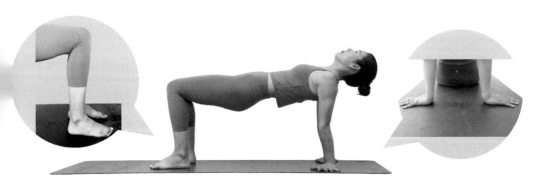

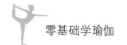

做法二：单手桌子

呼吸与流程

坐山式准备，屈膝双脚踩地，身体重心向后，双手落在臀部后方，离臀部一个手掌的距离，指尖朝外。

吸气，双手推地，充分伸展脊柱。

呼气，双脚蹬地，收紧臀部向上推高；手臂小腿垂直地面，大腿躯干平行地面；重心移动至右手，伸展左手臂向上，垂直地面；维持身体平衡。

保持 3~6 组呼吸。

吸气，左手落地，臀部落地。

呼气，蹬直双腿回到坐山式，反侧练习。

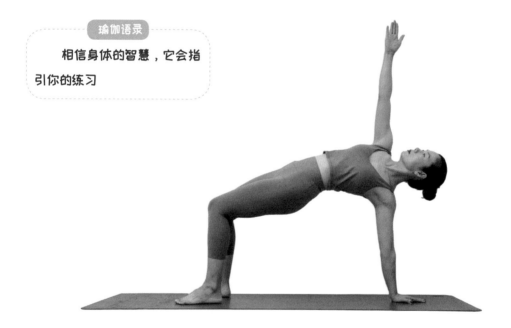

瑜伽语录

相信身体的智慧，它会指引你的练习

动作调整

1. 注意支撑手臂垂直于地面，手掌用力推地。

2. 脚掌蹬地，收紧臀腿肌肉群。

反板式

体式介绍

反板式是一个力量型体式，可以锻炼臀部、腿部与手臂肌肉力量，增强手腕与脚踝的稳定性，提高肩关节的灵活性，美化身体线条，改善驼背。

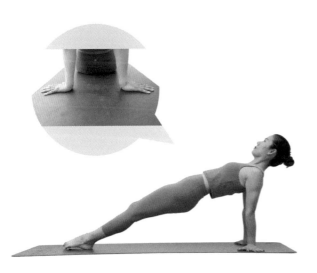

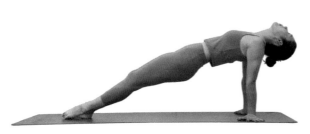

呼吸与流程

坐山式准备，背部后倾，双手打开与肩同宽，置于臀部后侧，指尖朝外。

吸气，手掌推地，提胸腔向上，双肩充分展开，头部与身体保持在一条线。

呼气，手掌及脚跟压地，推高臀部向上至最高点，保持腿部伸直，脚掌踩地。

保持 3~6 组呼吸。

吸气，臀部落地。

呼气，收回双手，还原至坐山式或重复练习。

动作调整

1. 头部后仰，自然放松；头部及颈椎不适者下巴贴近胸腔，眼睛看肚脐。

2. 收紧腹部，不断推髋向上，身体在一条直线上。

3. 手腕在肩膀正下方，微屈手肘，手肘不要超伸。

瑜伽语录

当呼吸稳定时，人的意识平静且坚定

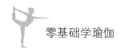

狂野式

体式介绍

狂野式是一个伸展类体式，是瑜伽练习者拍照时最喜欢的瑜伽体式之一，因该体式做法简单，能够充分展现纤细、修长的身体线条，又能展现力量与柔软的融合之美，有利于稳定肩关节、柔软脊柱、燃烧侧腹脂肪。

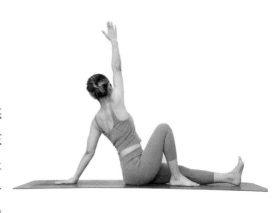

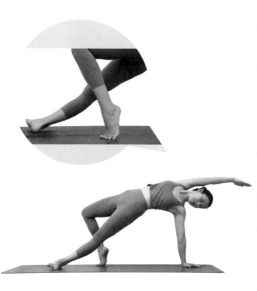

瑜伽语录

普通的改变，将改变普通

呼吸与流程

坐山式准备，屈右膝，将右脚掌踩于左膝内侧，离膝关节一拳宽；将左手指尖向后放于左臀部后侧，离臀部两手掌的距离，右手臂向上展开。

吸气，伸直左手臂，提胸腔向上。

呼气，左脚外展，脚外侧压地，右脚跟抬高；臀腿肌肉群收紧向上推至最高点；眼睛看向左手，左手肘伸直，稳定左肩关节；右手臂贴向耳朵沿头顶方向伸展，打开胸腔伸展右侧腰。

保持3~6组呼吸。

吸气，臀部落回地面，双手双脚还原至坐山式。

呼气，重复练习或还原至坐山式。

动作调整

1. 后弯能力较好者，可以使胸腔向上推高，使抬起的手臂举过头伸向地面。

2. 在舒适的范围内伸展，不要屏息。

第四节　俯卧体式

　　俯卧类体式是以俯卧为起点的练习。该类别体式相对较少，主要以后弯和肩关节伸展为主，可增加脊柱和肩关节的灵活性，强化背部肌肉。每一个体式都是经过无数练习者长期规律练习后，才被保留下来的经典瑜伽体式。

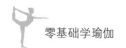
🤸 鱼戏式

体式介绍

鱼戏式是一个俯卧放松体式，可以作为后弯练习之后或者身体疲惫时的放松体式。

呼吸与流程

俯卧姿势准备，俯卧，双腿并拢，脚背贴地，双臂在身体两侧，掌心向下。

双手掌心向下放在额头下方。

弯曲右膝靠近侧腰；双臂向右侧移动，使手肘贴近膝关节，头部转向右侧，左耳枕于手背或小臂。

保持一段时间，进行反方向练习。

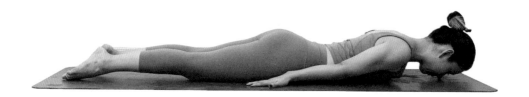

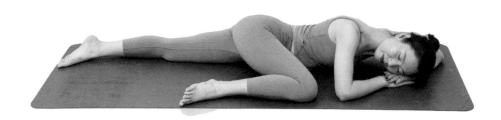

动作调整

可根据身体舒适度调整脊柱侧屈的
幅度。

瑜伽语录

**爱自己，是终身浪漫的
开始**

124

人面狮身式

体式介绍

人面狮身式是一个简易的伸展类体式，主要针对胸椎、颈椎的伸展，该体式可以作为上犬式的退阶版，非常适合脊柱僵硬，腰部紧张的人群练习。

呼吸与流程

俯卧姿势准备，双手放在头部两侧，指尖向前。

吸气，抬头提高胸腔，两肘内收至小臂平行并向下压实地面，大臂垂直于地面。

呼气，肩部下沉，头部微后仰、颈部伸展，增加脊柱后弯幅度。保持 3~6 组呼吸。

吸气，头部回正。

呼气，还原俯卧。

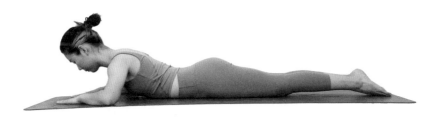

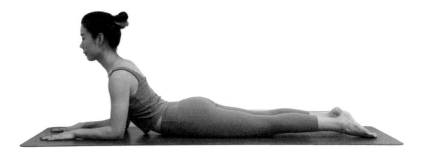

动作调整

1. 两臂打开与肩同宽，小臂与大臂呈 90°。
2. 胸腔打开，腹部贴紧地面。

> **瑜伽语录**
>
> 专注于体式，保持身姿的挺拔

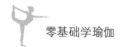
蝗虫式

体式介绍

蝗虫式是一个力量类体式，通过练习可以增强背部、臀部及腿部力量，使背部肌肉线条更紧致，改善含胸驼背的不良体态。

做法一：全蝗虫式

呼吸与流程

俯卧姿势准备。

吸气，抬头，收紧后背部、臀腿肌肉，带动胸腔、双手及双腿同时向上充分抬高，离开地面；双手、双腿、脚趾向后伸展，胸腔脊柱向前延展；前后两端充分拉长。

保持 3~6 组呼吸（或动态重复练习 3~6 组）。

呼气，身体有控制地落下，还原至俯卧。

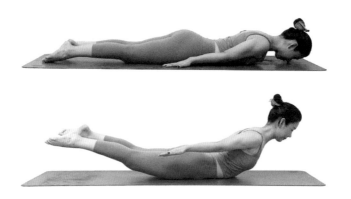

动作调整

1. 始终保持背部及臀腿肌肉收紧。

2. 保持脊背向前伸远，双脚向后伸远，使身体充分伸展开。

3. 双肩和手臂向脚尖方向伸展，不耸肩。

瑜伽语录

好身材就是你练习瑜伽的成果

做法二：半蝗虫式

呼吸与流程

俯卧姿势准备。

俯卧，保持上身不动，双臂在身体两侧，掌心向下。吸气，双腿向上抬高离开地面，双腿、脚趾向后伸展，腹部收紧。

保持 3~6 组呼吸。

呼气，身体有控制地还原至俯卧，重复练习。

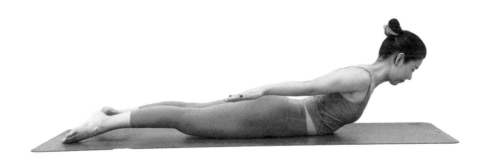

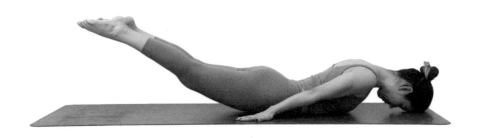

瑜伽语录

世界上美好的人那么多，你也可以是其中一个

动作调整

离地时保持延展，不追求身体离开地面的高度。

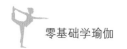

做法三：简易蝗虫式

呼吸与流程

俯卧姿势准备。

吸气，延展脊柱，腰部、臀部、腿部肌肉收紧，使单腿或双腿离开地面，双手掌压实地面。

保持 3~6 组呼吸。

呼气，腿部有控制地还原至俯卧，重复练习。

动作调整

离地时保持延展，不追求身体离开地面的高度。

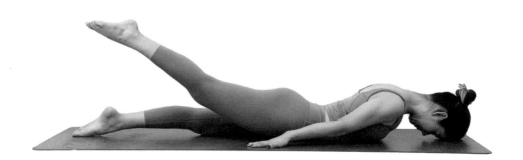

瑜伽语录

看得见的轻松，都来自看不见的努力

☝ 上犬式

体式介绍

　　上犬式是瑜伽中最经典的后伸展类体式，几乎在每节瑜伽课程中都会练习到。它能够充分伸展身体前侧肌肉，使增强脊柱柔韧性，增强肩背部力量，刺激腹部帮助消化，提升身体能量。

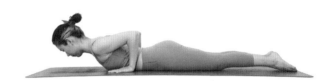

呼吸与流程

　　俯卧姿势准备，屈双肘，双手掌放于胸腔两侧，小臂垂直于地面，大臂贴紧肋骨。

　　吸气，伸直双臂，推高胸腔及头顶向上，背部肌肉收紧。

　　呼气，双肩打开下沉，颈部拉长，脊柱向后充分伸展。

　　保持 3~6 组呼吸。

　　吸气，头部背部回正。

　　呼气，屈双肘，身体还原至俯卧。

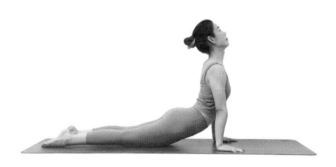

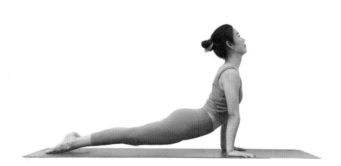

动作调整

　　1. 腰部不适者可以减小拉伸幅度或增加脊柱延展的力量。

　　2. 不要过度追求幅度，始终保持顺畅呼吸。

瑜伽语录

　　所谓练习，不过是攀登自己这座高峰

129

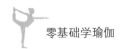
半蛙式

体式介绍

半蛙式是一个伸展类体式，主要伸展脚踝、膝关节、大腿前侧等肌肉，可以有效地灵活踝关节，增加膝关节空间，提高大腿肌肉的韧性。

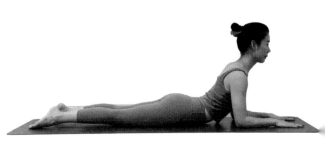

呼吸与流程

俯卧姿势准备，双手放在头部两侧，指尖向前。

吸气，抬头提高胸腔延展脊柱；两肘内收至小臂平行并向下压实地面，大臂垂直于地面；左小臂内扣支撑。

呼气，屈右膝，右手抓握右脚脚踝，将右脚跟压向臀部或臀部外侧，双膝平行。保持 3~6 组呼吸。

吸气，右手松开右脚伸直膝关节，右手还原。

呼气，屈左膝，反侧练习。

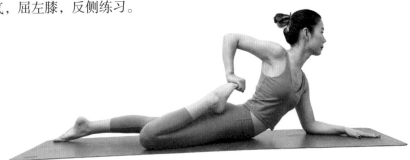

动作调整

1. 练习过程中，保持胸腔始终朝向前方。
2. 向下压脚跟时保持两膝平行，不要分开过宽。
3. 膝关节及脚踝不适者，酌情练习。

瑜伽语录

练习瑜伽，要么从未开始要么不曾停止

弓式

体式介绍

　　弓式是一个伸展类体式，这个体式能够充分伸展身体前侧肌肉群，使增强脊柱柔韧性，强化背部，刺激腹部帮助消化，提升身体能量。

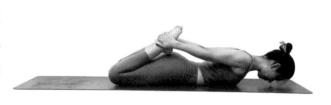

呼吸与流程

　　俯卧姿势准备，屈双膝，双手依次从外侧抓握脚踝，双膝分开，与髋同宽。

　　吸气，抬头，上提胸腔，双肩向后打开。

　　呼气，双脚向后向上用力，带动身体及双腿离开地面，将身体拉成"弓"的形状。保持3组呼吸。

　　吸气，身体缓慢落于地面。

　　呼气，打开双手放在身体两侧，伸直双膝，头部转向一侧放松。

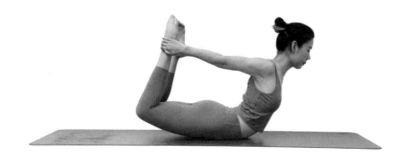

动作调整

　　1. 腰部不适者，可以减小拉伸幅度或增加脊柱延展的力量。

　　2. 不要追求幅度，练习过程中不要屏息。

瑜伽语录

请关注你的体态是否挺拔

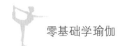
肩侧伸展

体式介绍

肩关节是人体中最灵活的关节。不良的生活习惯会导致扣肩弓背等现象。肩侧伸展可以拉伸肩部前侧及胸部肌肉，有效地提高肩关节的灵活性，改善肩部紧张，增加肩部血液循环。

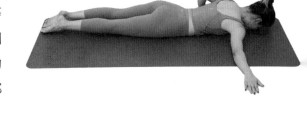

呼吸与流程

俯卧姿势准备。

吸气，将右手臂向右侧打开与肩在一条直线上，掌心向下。

呼气，左手支撑于肋骨外侧，推地；胸腔转向左侧，重心压至身体右侧；同时，屈左膝，将左脚放置于右小腿后侧，脚掌踩地，挪动臀部，使右侧肩、髋、踝在一条直线。

保持3~6组呼吸。

吸气，身体缓慢还原。

呼气，打开左手臂，屈右膝，反方向练习。

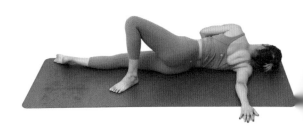

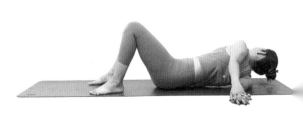

瑜伽语录

肩的打开来自心的打开

动作调整

1. 头部可以自然放置于地面或在头部下方垫瑜伽砖。

2. 可以试着屈双膝，双脚踩地，胸腔转向上方，双手可在身体后部搭扣。

第五节　仰卧体式

　　仰卧类体式是以仰卧为起点的体式，通常作为瑜伽课结束前的练习部分。练习者可以在仰卧位更好地释放身体的紧张和疲惫，从而达到最深层的身心放松，更好、更快速地恢复体力和精力。

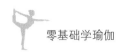
摊尸式

体式介绍

摊尸式是瑜伽练习结束之后的一个放松体式，因其具有非常好的放松功效而受到众多练习者的喜爱。摊尸式不仅可以放松身体的肌肉，释放身体压力和疲劳，提升和恢复身体能量，是呼吸练习及缓解失眠的重要练习方式之一。

呼吸与流程

仰卧姿势准备。

双脚分开与髋同宽，放松脚踝使脚尖自然倒向两侧。

双手掌心向上，手臂向两侧自然打开，展开腋窝。

头部中正，闭上眼睛，身体平躺放松，保持自然呼吸。

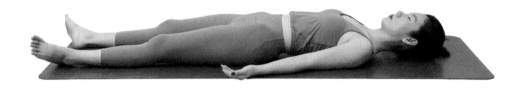

动作调整

1. 若感到腰部不适可以屈膝练习，颈部不适可以转向一侧或垫高颈部。

2. 长时间练习时，注意双脚、腰部、腹部等部位的防寒保暖。

瑜伽语录

瑜伽如同一面镜子，让我们从外向内看自己

134

单腿除风式

体式介绍

单腿除风式是一个伸展类体式，可以伸展臀部及下背部肌肉，提高髋关节的灵活性，还可以挤压腹部，有助于消化、缓解便秘、减少腹部脂肪堆积。

呼吸与流程

仰卧姿势准备。

吸气，弯曲右腿向上尽量贴近腹部，双手抱紧小腿前侧。

呼气，双手臂抱紧右腿，使大腿压实腹部，把气息彻底呼出后抬高头部，鼻子靠近右膝。

吸气，慢慢把右腿和手臂伸直落下，头部落回地面。

呼气，重复练习或把右腿伸直反侧练习。

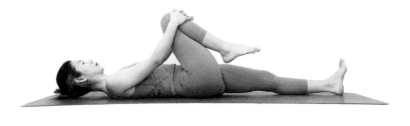

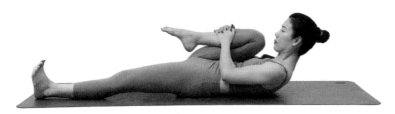

动作调整

1. 地面上的脚不要离开地面，腿部尽量伸直。

2. 呼气，鼻子靠近膝关节时可以适当屏息，延长保持时间。

瑜伽语录

完全的伸展，带来完全的放松

135

上伸腿式

体式介绍

上伸腿式是一个力量类体式，反复练习可以紧实腿部和腰腹，增强腹部及双腿力量，有助于消除腰腹部赘肉，强化腹部器官。

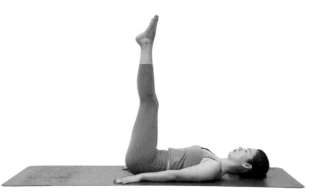

呼吸与流程

仰卧姿势准备。

吸气，双手掌心向下按压地面，双腿收紧。

呼气，腹部肌肉收紧带动双腿向上抬高，使双腿接近垂直于地面。

吸气，双腿有控制地落在垫子上。

呼气，重复练习或放松身体。

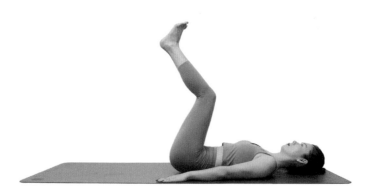

动作调整

1. 若感到腰部不适，可以减小抬腿幅度或屈膝练习。

2. 重复练习时，双脚不需要落地。

3. 抬腿时骨盆不要离开地面。

瑜伽语录

你的身材就是你灵魂的样子

136

仰卧束角式

体式介绍

仰卧束角式是一个放松类体式，该体式特别适合孕期练习，也通常用在练习瑜伽之后作为放松或休息，可以非常好的放松髋关节，滋养骨盆。

呼吸与流程

仰卧姿势准备。

屈双膝，双腿自然外展打开，双脚脚掌贴在一起，放松髋部及腿部肌肉。

手臂位于身体两侧，双手掌心向上，腋窝打开，使肩关节放松。

头部中正，闭上眼睛，保持自然呼吸使身体放松。

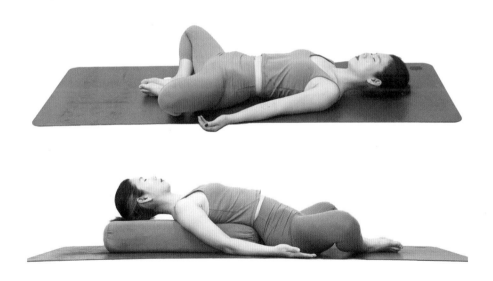

动作调整

1. 若感到髋部不适，可以用抱枕等物品放在腿的外侧支撑腿部。

2. 若感到腰部不适，可以用抱枕等物品放在背后，将身体垫高。

瑜伽语录

瑜伽是全神贯注的行动

137

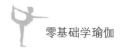
仰卧扭脊式

体式介绍

仰卧扭脊式是一个扭转类体式，一般是在练习即将结束时进行的体式，仰卧扭脊式不仅可以通过扭转使练习后的身体更放松，还可以提高髋关节及脊柱的灵活性，同时按摩腹部、放松腰腹部肌肉、促进身体血液循环、消除身体和情绪的紧张。

呼吸与流程

仰卧姿势准备。

吸气，双臂向两侧平举，屈右膝，右脚离开地面。

呼气，右腿倒向身体左侧，膝关节靠近地面，用左手掌扶右膝，辅助脊柱扭转。

头部摆正或转头看右侧，右肩不要离开地面。

保持3~6组呼吸。

吸气，解开左手，头部及身体回正。

呼气，伸直右腿回到仰卧姿势；反方向练习。

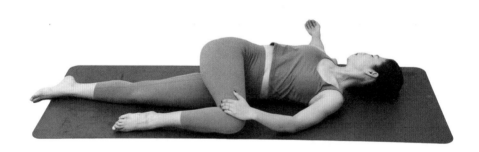

动作调整

1. 扭转时两个肩部始终没有离开地面，如果有单侧肩出现悬空，可尝试随着每次呼气，慢慢放松肩膀落地。

2. 若腰部感到不适可以降低扭转的幅度。

瑜伽语录

身体静止的时候，是呼吸在做瑜伽

桥式

体式介绍

桥式是一个伸展类体式，可以促进身体血液循环，增强双腿、臀部、背部肌肉群，有效塑造臀腿线条，同时可以柔韧脊柱、减缓背痛，有助于缓解压力。

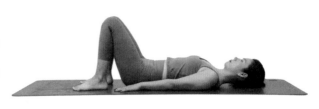

呼吸与流程

仰卧姿势准备屈双膝，双脚分开与髋同宽，脚掌平行，小腿垂直地面，双手掌心向下放于身体两侧。

吸气，双脚蹬地，双手压地。

呼气，收紧臀部带动腰背部向上充分抬高。

保持 3~6 组呼吸。

吸气，身体缓慢的落回垫子。

呼气，重复练习或还原至仰卧姿势。

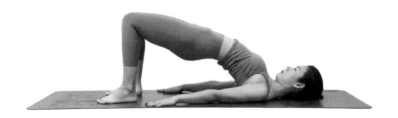

动作调整

1. 腰部及颈部不适，可以调整腰背部抬起的幅度。

2. 保持小腿垂直，双膝平行，大腿肌肉收紧。

瑜伽语录

练习瑜伽时身体的感受就是我们最好的老师

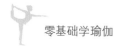

简易鱼式

体式介绍

简易鱼式是一个伸展类体式，以扩展胸腔，伸展颈部，改善体态为主，可以灵活胸椎及颈椎，消除紧张情绪，适合肩倒立、犁式之后练习。

呼吸与流程

仰卧姿势准备，双手掌心向下放于臀部下方，手肘内收，贴在腰部两侧。

吸气，屈手肘下压撑地，推胸腔向上，背部、头部离开垫子。

呼气，头部后仰，后脑勺至头顶点地支撑，胸腔展开，保持 3~6 组呼吸。

吸气，手肘推地，头部抬高离开地面，下巴内收。

呼气，有控制地先落肩背再落头部，回到仰卧姿势。

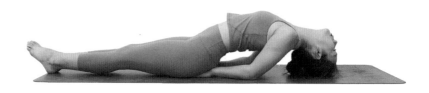

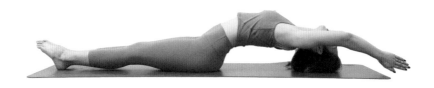

动作调整

整个过程支撑的重心在手肘及臀部，头部并未承受较大重量。

⚘ 仰卧腿伸展式

体式介绍

仰卧腿伸展式是一个伸展类体式；通过仰卧伸展腿部后侧肌群，是所有腿部后侧肌肉拉伸里最舒适的一种伸展方式，久坐久站人群可以经常练习。

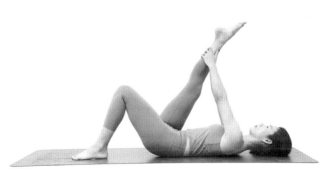

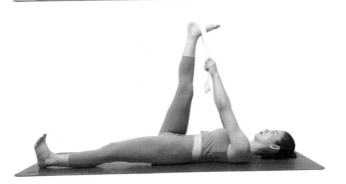

呼吸与流程

仰卧姿势准备，屈双膝脚踩地面，将右腿向上抬高，双手抱紧右腿后侧小腿、脚踝、脚跟均可；左腿向前伸直，脚跟蹬远。

吸气，手肘伸直，右腿伸直。

呼气，屈双肘将右腿微微向下靠近身体，保持3~6组呼吸。

吸气，伸直手臂。

呼气，反复练习或反侧练习，最后还原成仰卧姿势。

动作调整

1. 可根据自身情况增加屈肘拉脚力度。

2. 若双手无法抱握腿部，可以选择使用伸展带辅助完成动作。

瑜伽语录

你我都是练瑜伽的料

141

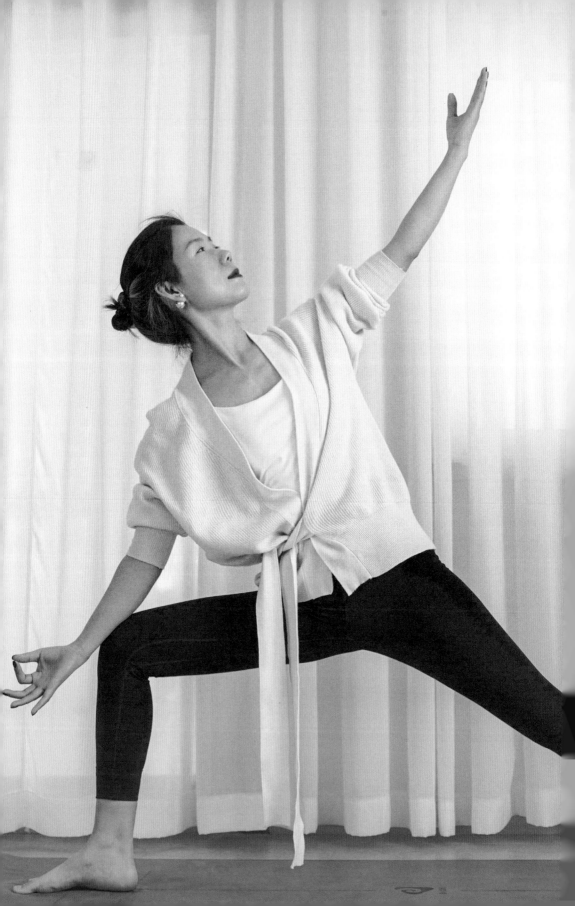

第三章
常见的主题瑜伽

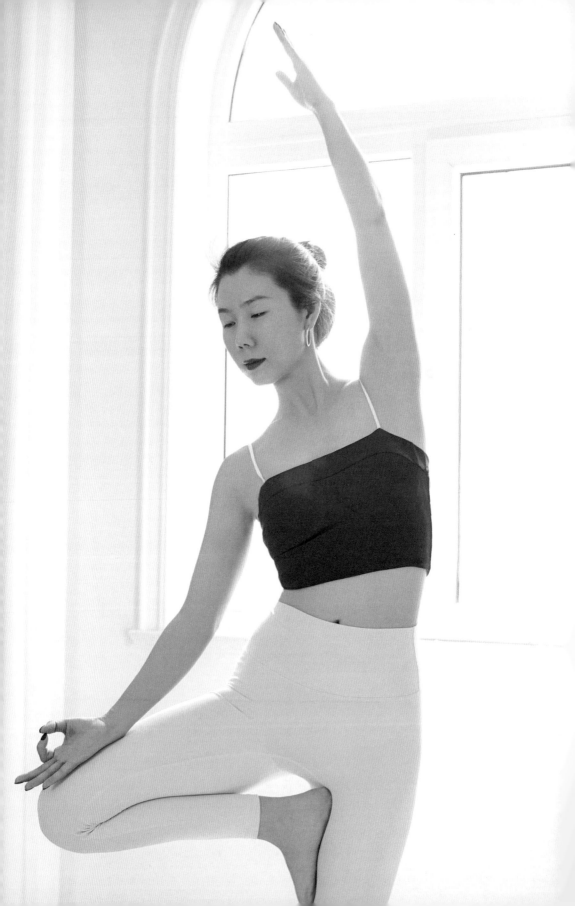

第一节　拜日式热身

　　拜日式又称"向太阳致敬式"，是一套经典的串联体式。适合于不同年龄、不同阶段的练习者。练习时可根据自己的身体状况，调整练习的速度、幅度等，待掌握每个体式的要领后，可以将整个序列配合呼吸串联起来练习。拜日式整套体式连贯、流畅，具有极佳的暖身作用，不仅能够使身体变得柔软，更能提高注意力，使人精力充沛。整套体式重复练习10~15遍为宜。

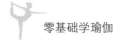
山式：双脚并拢，伸直双膝，腹部微收，胸腔打开，双肩下沉，手臂在身体两侧，头顶延展，目视前方。

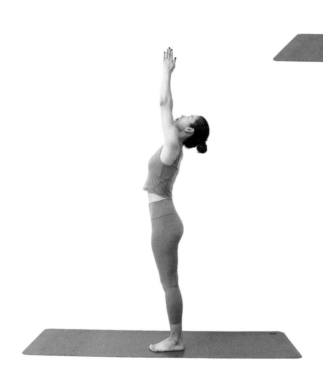

展臂式：吸气，提胸腔，手臂由体侧向上举过头顶，双臂与肩同宽，手肘伸直，掌心相对，指尖伸展；抬头，眼睛看向大拇指。

站立体前屈：呼气，身体以髋为折点，向前向下折叠，双手放在脚的前侧两边，腹部贴实双腿，头部放松。

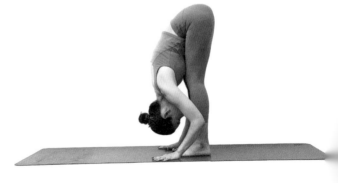

146

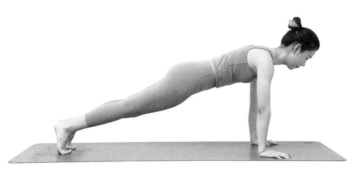

斜板式：吸气，手掌撑地，手臂垂直于地面，双脚向后，伸直双腿，收紧腰腹部核心，使肩、髋、膝、踝在一条直线上。

八体投地式：呼气，屈双膝触地，屈双肘小臂垂直于地面，胸腔向前落于双手之间，下巴触地。

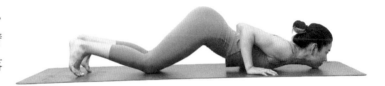

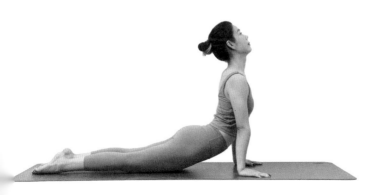

上犬式：吸气，手肘伸直，胸腔打开，双肩下沉，头顶向上，双脚背落地。

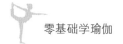

下犬式：呼气，趾尖回勾，双脚分开与髋同宽压地，臀部向上至最高；双手推地，手肘伸直，双肩下沉，眼睛看脚。

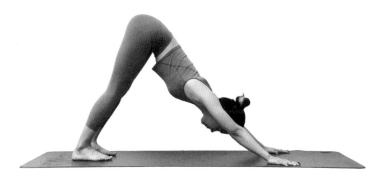

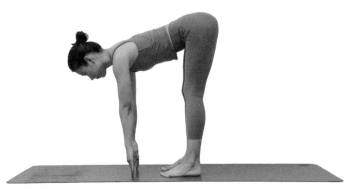

脊柱延伸式：吸气，双脚向前收回，伸直手臂垂直于地面，头顶向前，臀部向后，延展脊柱和背部（手指无法触地可微屈膝）。

站立体前屈式：呼气，手掌压地，使腹部、胸腔、额头贴近双腿。

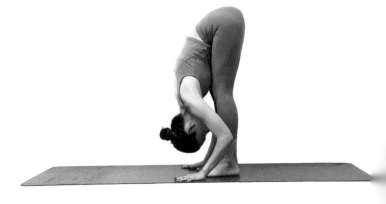

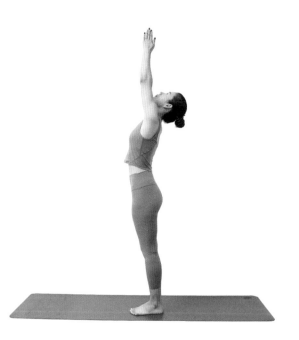

展臂式：吸气，抬头提胸腔，身体立直，两臂由两侧打开向上举过头顶，手臂平行向上伸展，抬头，眼睛看向手指。

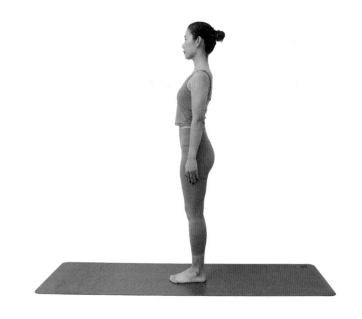

山式：呼气，双手由体侧回落，还原至山式。

149

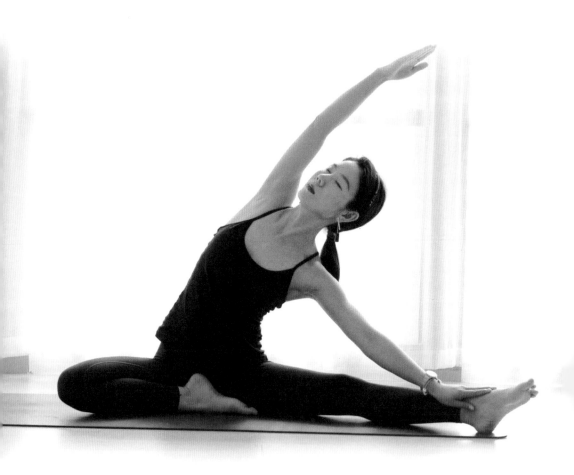

第二节　肩颈主题瑜伽

　　肩颈不适已经是一个都市人群的普遍性问题，这跟人们的工作性质、生活习惯有直接关系。肩颈不适常见问题有富贵包、溜肩、扣肩、耸肩、颈前引等，轻微的会影响体态，严重的还会影响睡眠及情绪。跟着下面的体式练习，可以灵活肩颈，提升气质，改善体态，每个体式练习 5~10 次，做到后可保持 3~6 组呼吸。

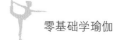

摩天式是一个站姿平衡类体式，可以加强足踝部的力量，提高关节稳定性、平衡感，提高专注力，同时可以纤细手臂，美化身体线条。

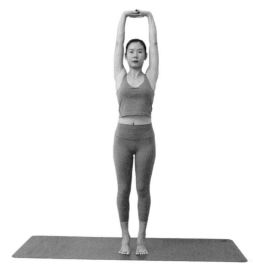

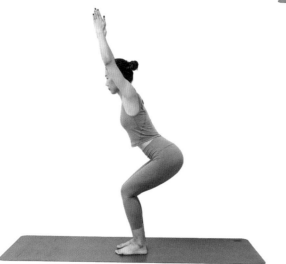

幻椅式是一个腿部力量练习体式，练习时仿佛坐在椅子上，可以增强腿部肌肉力量及耐力，增强髋膝踝关节的稳定。

风车式是一个伸展类体式，可以提高脊柱灵活性，伸展腰部及腿部后侧肌群，非常适合初学者练习。

牛面式可以提高肩背柔软度，重点加强肩关节的灵活度，帮助打开胸腔和提升肩关节的灵活度。长期久坐办公室人群和学生可多练习这个体式，帮助改善驼背扣肩的不良习惯，美化身体姿态。

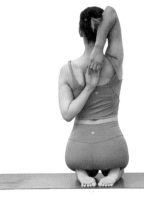

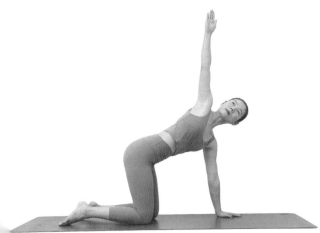

三脚猫式又称"招财猫式"，是一个伸展类体式，与猫式略有不同，主要针对脊柱的扭转进行练习，可提高肩颈、脊柱的灵活性，稳定核心。

猫式是以猫的名字命名的体式，因其练习方式是在模仿猫的放松形态。可放松肩颈，加强脊柱柔韧度，缓解脊背僵硬与疼痛。

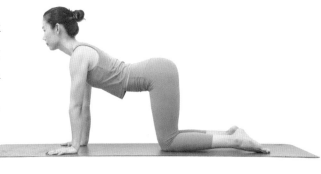

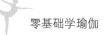
蝗虫式是一个力量类体式，通过练习可以增强背部、臀部及腿部力量，使背部肌肉线条更紧致，改善含胸驼背的不良体态。

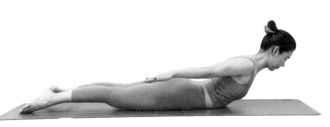

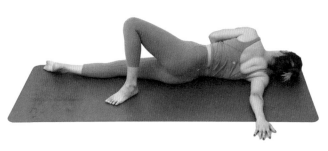

肩关节是人体中最灵活的关节。不良的生活习惯会导致扣肩弓背等现象。肩侧伸展可以拉伸肩部前侧及胸部肌肉，有效地提高肩关节的灵活性，改善肩部紧张，增加肩部血液循环。

简易鱼式是一个伸展类体式，以扩展胸腔、伸展颈部、改善体态为主，可以灵活胸椎及颈椎，消除紧张情绪，适合肩倒立、犁式之后练习。

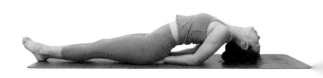

仰卧扭脊式是一个扭转类体式，一般是在练习即将结束时进行的体式，仰卧扭脊式不仅可以通过扭转使练习后的身体更放松，还可以提高髋关节及脊柱的灵活性，帮助按摩腹部、放松腰腹部肌肉、促进身体血液循环消除身体和情绪的紧张。

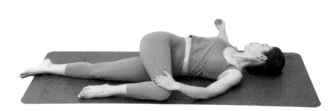

第三节　紧致腰腹

　　腰腹是脂肪最容易堆积的部位。腹部脂肪较厚，非常影响体态，是最难减的部位之一。特别是久坐一族和产后妈妈，想要瘦腰腹，除了合理饮食、注意体态以外，采取针对性的瑜伽训练十分必要。下面的体式练习，可以强化腰腹肌肉，燃烧腹部脂肪，每个体式练习 5~10 次，做到后可保持 3~6 组呼吸。

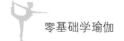

摩天式是一个站姿平衡类体式，可以加强足踝部的力量，提高关节稳定性、平衡感，有助于提高专注力，同时可以使手臂纤细，美化身体线条。

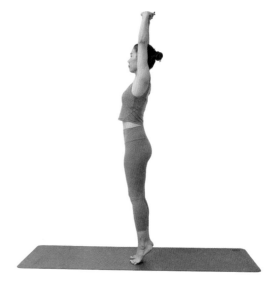

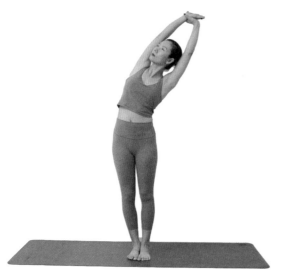

风吹树式是一个伸展类体式，可以有效地增加脊柱灵活度，充分伸展侧腰，反复练习可以使身体线条更加纤细，非常适合初学者练习。

肘板式是力量类体式，可以加强手臂支撑与腰腹核心力量，紧致手臂与腰腹线条，稳定肩关节。

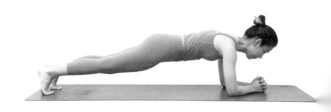

肘侧板式是支撑力量类体式，可以稳定肩关节，同时加强腰腹核心力量，塑造腰腹线条，增强身体平衡性。

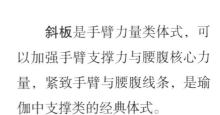

斜板是手臂力量类体式，可以加强手臂支撑力与腰腹核心力量，紧致手臂与腰腹线条，是瑜伽中支撑类的经典体式。

侧板式是力量类的体式，能够强化核心肌肉，增加全身力量，紧致腰腹的效果尤为明显。

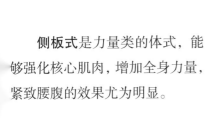

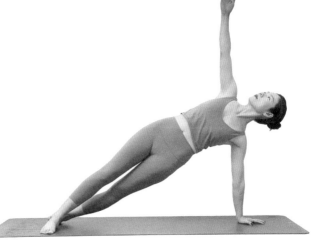

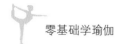

蝗虫式是一个力量类体式，通过练习可以增强背部、臀部及腿部力量，使背部肌肉线条更紧致，改善含胸驼背的不良体态。

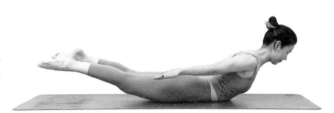

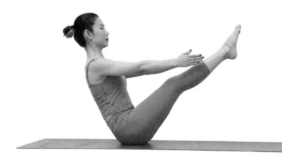

船式是一个平衡类体式，主要是通过腰腹及腿部肌肉来控制身体的平衡。坐骨不适或骶骨较大的练习者应当坐在柔软的垫子上练习。

桌子式是手臂支持的力量类体式，体式的样子就像是一张桌子，可以锻炼手臂的力量，紧致身体曲线。

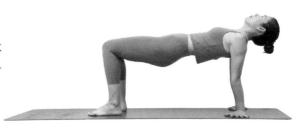

上伸腿式是一个力量类体式，反复练习可以紧实腿部和腰腹，增强腹部及双腿力量，有助于消除腰腹部赘肉，强化腹部器官。

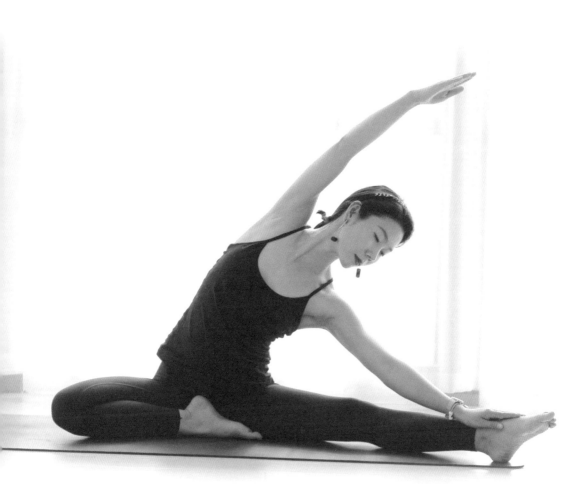

第四节　臀腿塑形

　　10 位女性 9 位想要翘臀美腿，原因就是通过臀腿训练可以改变身材比例，臀围的增加也会让腰围看起来更纤细。不仅如此，臀腿练习还可以帮助我们增加骨盆区域血液循环、提高髋关节灵活性、减轻膝关节的压力从而减少膝关节的损伤。下面每个体式练习 5~10 次，做到后可保持 3~6 组呼吸。

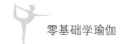

幻椅式是一个腿部力量练习体式，练习时仿佛坐在椅子上，可以增强腿部肌肉力量及耐力，增强髋膝踝关节的稳定。

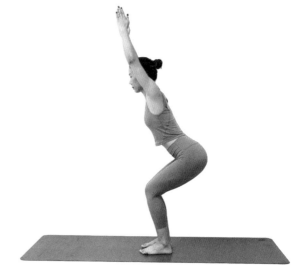

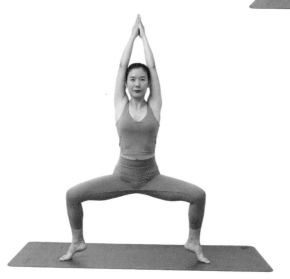

女神式是一个腿部力量类体式，可以增强腿部肌肉与核心肌肉的力量，美腿翘臀，同时可以提高髋关节的灵活性，促进骨盆区域血液流动。

金字塔式是倒置类的体式，可以深度伸展双腿后侧肌肉群，伸展背部，倒置内脏器官，促进头部面部血液循环，美化面部肤色。

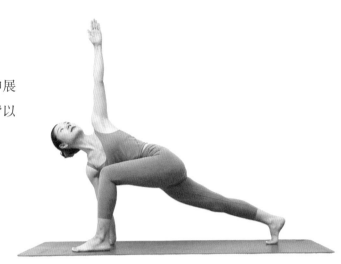

侧角扭转式是一个全身伸展类体式，能够提高双腿、脊背以及肩关节的灵活性与柔韧度。

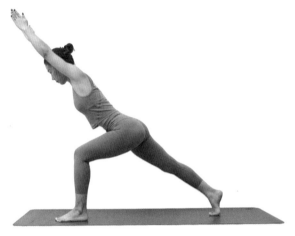

冲锋者式是战士一式的延伸体式，利用背部前倾状态加强腿部的承重，可有效增加双腿的肌肉力量，紧致美化腿部线条。

战士一式是一个腿部力量类体式，可以加强双腿的肌肉力量，紧致腿部线条，同时提高平衡感和专注力；在练习时身体呈现出来的肌肉张力与体态的挺拔向上，可让练习者具有战士般的自信。

163

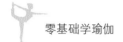
战士二式是腿部力量类体
式，可以增强腿部力量，紧致腿
部线条，提高髋关节的灵活性，
促进骨盆区域血液循环。

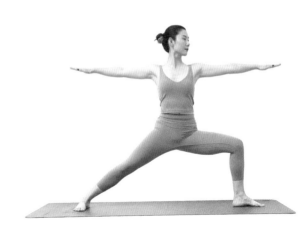

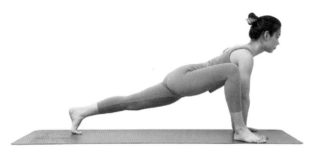

龙式是一个深度拉伸类体
式，能够充分拉伸大腿的前侧和
后侧，提高髋关节的灵活性，增
加脊柱柔韧度，美化体态。龙式
是新月式的进阶体式。

桥式是一个伸展类体式，
可以促进身体血液循环，锻炼
双腿、臀部、背部肌肉群，有
效塑造臀腿线条，同时可以柔
韧脊柱、减缓背痛，有助于缓
解压力。

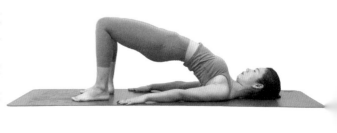

虎式是一个力量类的体式，
可以增强脊柱柔韧性，强化腰腹
核心力量和臀腿力量。

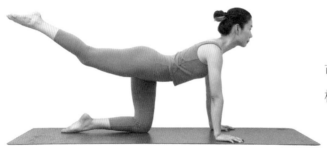

第五节　舒缓减压

　　据调查研究发现，每天练习 10 分钟的瑜伽，可缓解身体紧张、情绪焦虑、大脑疲劳。在充满压力的环境中，一定想要学会善待我们自己，给自己"放个假"，享受静下心来的奢侈。下面每个体式练习 5~10 次，做到后可保持 3~6 组呼吸。

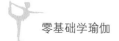

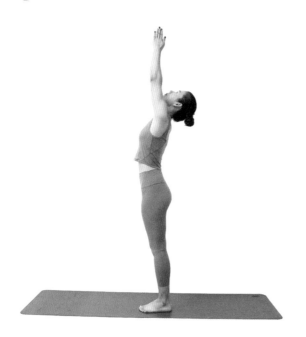

展臂式是一个伸展类体式，可以有效地伸展脊柱，使肩关节灵活，重复练习还可以提升精气神，非常适合瑜伽练习时热身。

风吹树式是一个伸展类体式，可以有效地增加脊柱灵活度，充分伸展侧腰，反复练习可以使身体线条更加纤细，非常适合初学者练习。

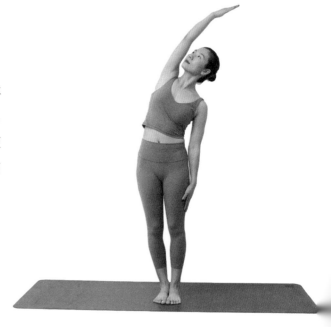

站立扭脊式是一个扭转类体式，可以有效地增强胸椎灵活性，伸展胸腔，加强上背部的力量，还可以消除腰腹两侧多余脂肪，缓解肩背疼痛。

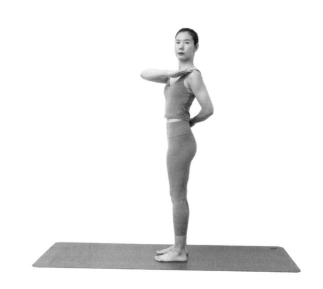

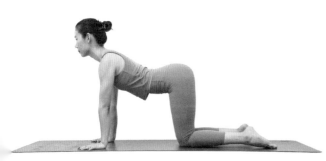

猫式是以猫的名字命名的体式，因其练习方式是在模仿猫的放松形态。放松肩颈，加强脊柱柔韧度，缓解脊背僵硬与疼痛。

下犬式是一个伸展类体式，与上犬式是"兄弟"体式，主要拉伸背部和腿部后侧肌群，有助于改善头部血液循环，增强肩关节稳定性，缓解身体疲劳。

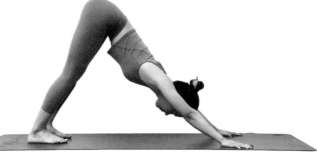

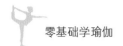

人面狮身式是一个简易的伸展类体式，主要针对胸椎、颈椎的伸展，该体式可以作为上犬式的退阶版，非常适合脊柱僵硬，腰部紧张的人群练习。

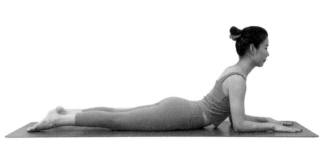

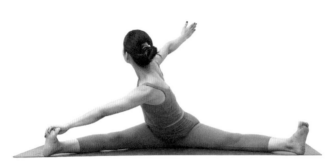

转躯触趾式是一个扭转类体式，可以提高脊柱灵活性、强化背部肌群、缓解肩背疼痛、减少侧腰脂肪堆积、促进肠胃蠕动、缓解便秘。

坐姿脊柱扭转可以有效增强脊柱的灵活性，伸展时还有按摩腹部器官；减少因长期久站久坐带来的背部僵硬和疼痛，有效舒缓脊背的紧张和压力，同时帮助养成优美挺拔的体态，促进肠胃蠕动。

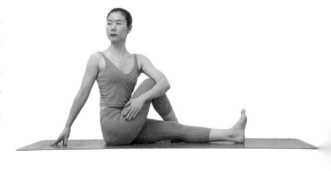

单腿除风式是一个伸展类体式，可以伸展臀部及下背部肌肉，提高髋关节的灵活性，还可以挤压腹部，提高内脏器官功能，有助于消化、缓解便秘、减少腹部脂肪堆积。

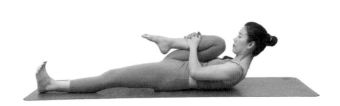

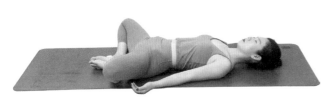

仰卧束角式是一个放松类体式，该体式特别适合孕期练习，也通常用在练习瑜伽之后作为放松或休息，可以有效放松髋关节，滋养骨盆。

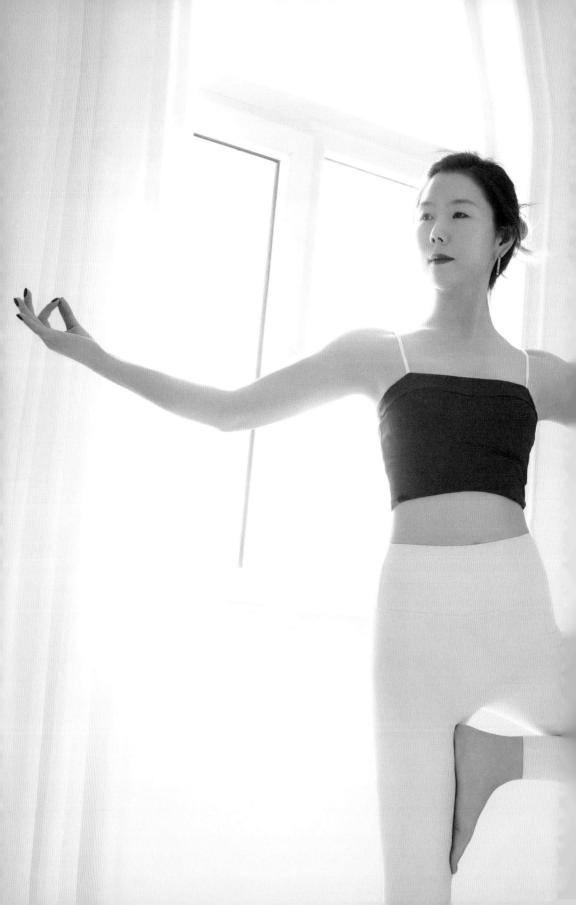

第四章
瑜伽练习心得

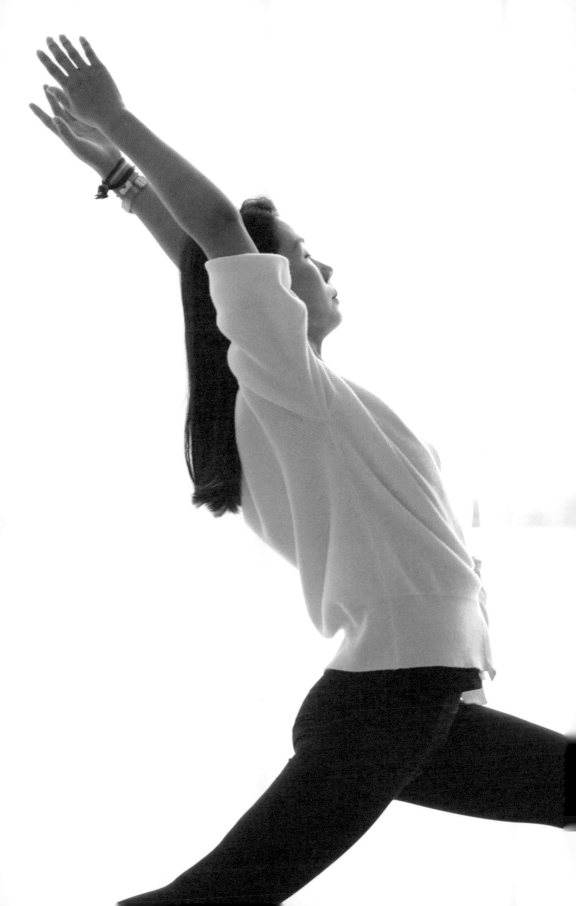

第一节　庄鲁敏：生命不该被定义，
　　　　　行动才是王道

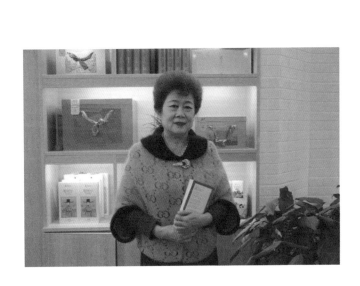

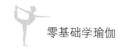
在生活中，我们总是有千万个理由不练瑜伽："我身体太硬了，练不了""最近太忙了，没时间""我年纪太大了"……其实，真正想练瑜伽的人，总是能抽出时间来。身体僵硬、工作忙、年纪大统统是借口。我虽已年过60岁，但也能步入瑜伽的世界，进入一段健康、尊贵、喜悦的旅程。

契机——与瑜伽初次相遇

2020年7月份我开始学习瑜伽。感觉自己年龄大了，想着拉拉筋骨对自己的身体有好处。练过之后觉得瑜伽不仅是一种运动，更是一种修行。它帮助我们控制自己的身体和情绪，与光阴携手，慢慢提高自己的修为。强调一下：练习是为了自己，要根据自己的特质选择适合自己的练习内容。

专业——选择一份优雅、一份态度

我很喜欢练习瑜伽的环境和氛围。瑜伽馆总是给人感觉非常放松、舒适。我选择的瑜伽中心非常正规，教学老师也很专业。老师们工作很认真，对学员挺热心的，体式也做得很到位，对我们的帮助特别大。我喜欢特色课，特别喜欢空中瑜伽、能量瑜伽这一类的课程。

适合——坚持瑜伽带来的改变

瑜伽体式的练习固然重要，但更重要的是在日常生活中保持正确的体态。体式是瞬间的体态，体态是凝固的体式。在坐卧行走中保持瑜伽的状态，才是最重要的。练习久了不仅能塑造形体，还能修身养性。放暑假的时候，我还带着小外孙来练过瑜伽，家人非常支持我来练习瑜伽。

希望——修炼洒脱自在的境界

瑜伽就像一场通往未知的马拉松,它不属于某个年龄段,由吸气开始,呼气结束,这是一个历程,也是一个轮回。所有的惊艳,都来自长久的努力,不要受年龄的束缚。每个年龄段都有当下的美好,想做什么现在就去做吧!如行云般矫健,像流水般洒脱,这才是人生应有的境界。行动才是王道!

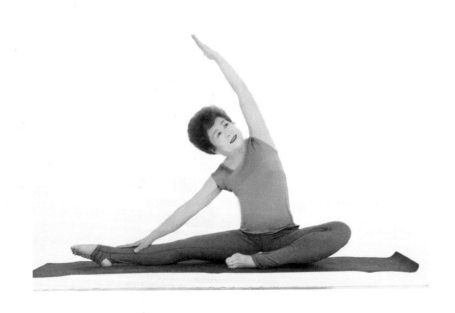

第二节　王晶：瑜伽让我成为更好的自己

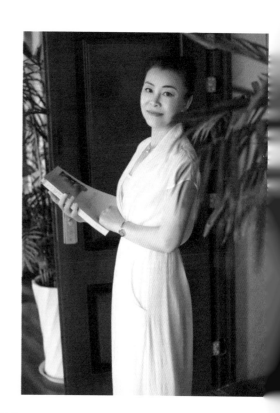

契机——与瑜伽的相遇

一个偶然的机会，让我接触了瑜伽。记得那个时候，我正好在发烧，身体状态不好，在散步的时候看到了一家瑜伽馆，然后就走了进去。走进去后看到空间虽小，但是让人感到特别舒服。第二天，在我身体状态好一些后，就来上了一节瑜伽课，办了瑜伽馆的第一张卡。从那天开始，我就成了瑜伽的忠粉。

坚持——坚持练习瑜伽十年

让我一直坚持下来的因素，除了离家近这个地理优势之外，更重要的是我感受到环境带给人的影响真的特别重要。一直以来，我接触到的瑜伽老师们都非常专业，是她们的人格魅力打动了我，她们向我传递的瑜伽理念和对我无微不至的关照帮助我坚持了下来。我自己也没想到，这一坚持便是十年。

改变——练习瑜伽带来的变化

瑜伽带给我的，首先是让我"有了自己"。如果我能够在一节课堂上用心练习，我觉得这是我自己，我不再为别人活着。诸如工作、家庭、压力、烦恼，全部抛出去了。这一刻，我觉得是为自己活着。我习练瑜伽的时间长达 10 年，瑜伽带给我的，是一种舒缓的、沉静的心境，让我得以不急不躁地享受着自己的生活。

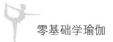

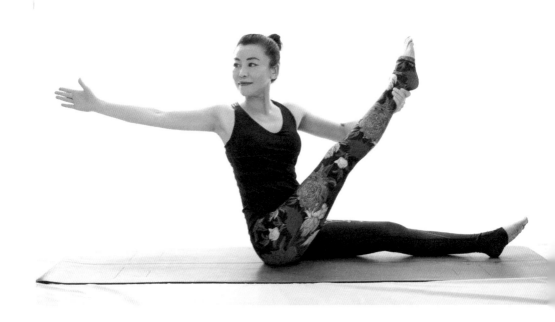

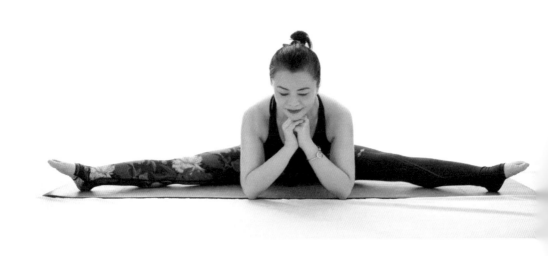

第三节　卓凡奶奶：六十岁亦有别样美

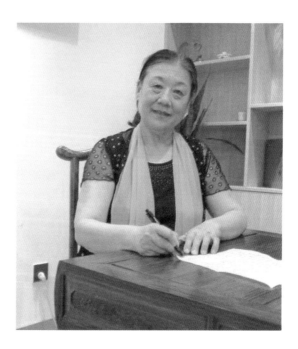

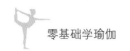

不要受年龄束缚，每个年龄段都有当下的美好。想做什么就去做，永远在路上，永远年轻，永远精致，永远爱自己。我是这么认为的，在生活里也是这样做的。很多第一次见到我的朋友都夸我的气色特别好，精神头特别足，整个人的状态完全不像六十多岁的样子，因为练习瑜伽让我对生活有了更多美好的期待，朋友们都说我是六十多岁的身体里住着一个年轻、充满活力的灵魂。

初识瑜伽

那是两年前的一个下午，我带着孙女在三楼打羽毛球。正好赶上一家瑜伽中心开业，瑜伽老师带着她的弟子给了我一张瑜伽体验卡，就这样我认识了瑜伽。

经过几次体验练习，我选择了这家口碑好、环境好、离家近、服务态度也特别好的瑜伽中心。我认识的很多人都有在其他的瑜伽馆体验过，她们表示体验课效果不如这家好，最终都放弃其他场馆而选择了这家专业的瑜伽中心。

在温暖中沉浸

我六十多岁了，对于瑜伽中心来说是个老会员了。老师对我无微不至地关怀，使我从心底里喜欢她们。

从几十个会员到一百多个会员，再到现在三百多个会员，这家瑜伽中心的发展和老师们的努力是分不开的。她们时常会让会员针对场馆、服务等提意见，然后认真采纳、改进，提高服务水平。

不论是生日派对、插花沙龙、茶艺沙龙，还是端午节包粽子、口红制作活动，都让"伽人"们体会到了诚意。因此我从心底感谢每一位瑜伽老师，她们老一批的人带动新一批的人，大家都很敬业。

练习瑜伽的改变

练习瑜伽最大的改变就是身心舒畅，整个人显得年轻了，身上的肉都结实了，身体各方面都很舒服。眼神有光、身体有力、思维灵敏、心态年轻，这是我 66 岁的状态。在一次又一次挥汗如雨的瑜伽课堂上，让我们去找寻自己人生的年轻态吧！